ETUDE

SUR LE

DÉVELOPPEMENT DE LA CORNÉE

ET SUR LES

OPACITÉS CONGÉTINALES DE CETTE MEMBRANE

ÉTUDE

DÉVELOPPEMENT DE LA CORNÉE

ET SUR LES

OPACITÉS CONGÉNITALES DE CETTE MEMBRANE

PAR

Le Docteur HUBERT,

Ancien interne en médecine et en chirurgie des hôpitaux de Paris.

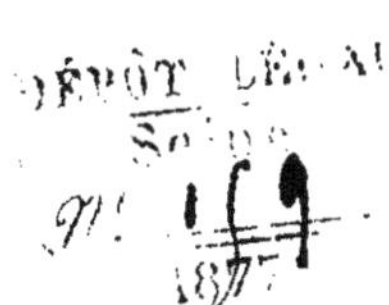

PARIS

A. PARENT, IMPRIMEUR DE LA FACULTÉ DE MÉDECINE

31, RUE MONSIEUR-LE-PRINCE, 31

1877

ÉTUDE

SUR LE

DÉVELOPPEMENT DE LA CORNÉE

ET SUR LES

OPACITÉS CONGÉNITALES DE CETTE MEMBRANE

CHAPITRE Ier.

DU DÉVELOPPEMENT DE LA CORNÉE.

Les connaissances exactes que nous possédons sur le développement de la cornée sont de date toute récente à cause de la difficulté de cette étude. Depuis longtemps cependant, les observateurs avaient compris l'importance de ces recherches dans l'examen des diverses affections que présente la cornée au moment de la naissance : kératoglobe, kératocone, micro et mégalocornée, disposition assymétrique de cette membrane et enfin opacités congénitales.

L'embryogénie est nécessaire aussi pour bien comprendre la structure de la cornée chez l'adulte, où la liaison histologique des différentes couches se démontre plus encore par la pathologie que par l'examen anatomique normal : enfin elle nous permet de saisir les rapports qui existent entre la cornée de certains animaux adultes et la cornée de l'homme aux différentes périodes de son évolution.

Parmi les nombreux auteurs qui, depuis Remack, se sont occupés de cette question nous citerons Von Ammon, Ch. Robin, Kolliker, Ritter, Hensen, Kessler, Schenk, G. Pouchet, Lieberkhun, Arnold, Manz.

Chacun de ces observateurs a porté son attention sur le développement de l'œil à une certaine période, en bornant ses observations d'une façon trop exclusive à une seule espèce animale ; de là un grand nombre de matériaux fort importants mais disséminés. Arnold synthétisa les observations de ses devanciers, les compléta, et, son travail, nous paraît être celui qui se rapproche le plus des faits que nous avons observés nous même.

Cette opinion soutenue par Babuchin, Kessler et Lieberkühn (1), est exacte, et nous avons constaté sur nos préparations, que l'enveloppe primitive de l'œil, se développe dès les premières heures de l'incubation, chez le poulet.

D'autre part, on constate encore que la vésicule oculaire primitive, n'entre pour rien dans la formation de l'enveloppe et que cette enveloppe naît aux dépens des cellules du feuillet moyen.

Après avoir établi que l'enveloppe primitive apparaît de très-bonne heure, nous devons ajou-

(1) Lieberkuhn Ueber das Auge des Wirbelthierembryo. 1872.

ter que cette même enveloppe présente d'abord son individualité propre sur les parties postérieures et latérales de la vésicule oculaire primitive. Elle se porte ensuite en avant, en diminuant d'une façon progressive, puis les deux extrémités du croissant qu'elle représente sur une coupe se rapprochent l'une de l'autre, jusqu'à arriver à un contact immédiat. Ainsi se trouve constituée une enveloppe présentant la même forme que la vésicule oculaire primitive et que nous désignerons sous le nom d'enveloppe primitive. Cette enveloppe se termine du côté du feuillet corné du blastoderme par une surface arrondie, dont la courbure correspond à la convexité de la vésicule oculaire primitive.

Le développement de l'œil continue et force, on le sait, la vésicule oculaire primitive à se transformer en vésicule oculaire secondaire ; transformation qui n'est pas sans rapport avec le développement du cristallin, si même elle ne se trouve complètement sous sa dépendance.

De là, deux étapes dans la genèse de l'œil, et des transformations dans l'enveloppe primitive ; en d'autres termes, de là une enveloppe primitive et une enveloppe secondaire.

Les auteurs n'assignent pas aux enveloppes de l'œil, une même origine. — Pour les uns, ces membranes se développent, aux dépens de la vésicule oculaire primitive, par une sorte de renforcement, d'épaississement fibreux de cette vésicule. Pour les autres, la formation primitive des enveloppes est sans rapport d'origine avec cette même vésicule ; la vésicule primitive dérivant, comme

on sait, du feuillet externe du blastoderme, tandis que ses enveloppes, se forment aux dépens
du feuillet moyen. Nous n'insisterons pas sur la
première opinion, abandonnée aujourd'hui, tandis
que la seconde est basée sur des observations que
sont venues confirmer les études les plus récentes,
entre autres, celles de Kolliker, de Manz (1), etc.

Nos préparations ne laissent aucun doute sur ce
point, et voici les premières phases du développement tel qu'on peut les constater. Dès la vingtième
heure, sur un embryon de poulet, on voit que les
vésicules oculaires primitives émanent des parties
latérales et inférieures de la vésicule cérébrale
antérieure. Ces vésicules primitives s'avancent dans
l'épaisseur du feuillet moyen du blastoderme en se
dirigeant vers le feuillet externe.

Peu après se montrent les premiers rudiments
de l'enveloppe externe primitive de l'œil. Cette
membrane d'où naîtront plus tard la sclérotique et
la cornée, est constituée par le feuillet moyen, et,
présente l'aspect d'une ligne demi-transparente.

L'apparition de cette ligne a lieu selon Remak,
vers le cinquième jour chez le lapin: « Après qu'on
fut revenu de cette erreur, à savoir que la paroi
de la première vésicule oculaire se renforçait, pour
former la coque fibreuse de l'œil, écrit Manz, on
fut obligé de rapporter la formation de cette dernière à un temps plus précoce. »

Le cristallin, né du bourgeonnement des cellules profondes du feuillet corné du blastoderme,
refoule devant lui l'enveloppe primitive. Il se coiffe

(1) Manz Entwicklungsgeschichte des menslichen Auges, 1875.

des parties qu'il refoule leur fait subir une invaginition analogue à celle qui a été si bien étudiée
pour la vésicule oculaire elle-même.

Bientôt entre le feuillet corné du blastoderme et
le cristallin qui vient de se détacher, on constate
la présence d'une bande transparente formée aux
dépens du tissu embryonnaire du feuillet moyen
Cette bande est en connexion, d'un côté, avec la partie antérieure de la vésicule primitive que refoule le
cristallin, d'un autre côté avec le reste du sac
fibreux ; cette enveloppe externe se trouve par
suite, former trois divisions ou lamelles, une antérieure, l'autre moyenne et enfin la troisième postérieure. Cette dernière, qui donnera naissance plus
tard par dédoublement à la sclérotique et à la choroïde, se continue en avant avec les divisions
moyenne et antérieure, confondues à leur origine.

Aux dépens de la division moyenne se développeront le corps vitré et la cristalloïde postérieure.
De la division antérieure naîtront la cristalloïde antérieure, la membrane pupillaire, l'iris et enfin la
cornée.

C'est donc cette division antérieure que nous allons étudier spécialement; mais avant, nous avons
voulu établir les liaisons intimes qu'elle présente
dans son mode de formation, dans la nature
de son tissu pour que l'on puisse comprendre
comment un arrêt de développement, portant
sur la division antérieure, pourra se compliquer
d'un arrêt analogue, ayant son siége dans un
des organes émanés de la division moyenne, ou
même postérieure. Ici, plus que jamais, la loi des

conditions antérieures joue le rôle absolu si bien mis en relief par M. Georges Pouchet dans son enseignement.

Le mode d'apparition de cette lamelle antérieure, qui formera toutes les couches de la cornée, à l'exception de son épithélium antérieur, se fait de la manière suivante :

Tandis que le cristallin suit son développement normal et progressif, accomplit son introrsion dans la vésicule oculaire secondaire, se détache de la face profonde du feuillet corné, repousse au-devant de lui une partie de la substance claire qui forment l'enveloppe extérieure, le feuillet intermédiaire envoie, derrière lui, un prolongement qui s'agrandit de plus en plus. Sur la coupe d'un embryon du troisième au quatrième jour, ces prolongements se présentent sous la forme d'un croissant, dont les deux cornes sont reliées entre elles par une ligne transparente.

Cette ligne a donné lieu à un grand nombre de controverses. Pour un certain nombre d'auteurs, ce serait le premier rudiment de la substance propre de la cornée.

A un grossissement de 350 diamètres, elle est constituée par une masse hyaline, homogène et sans structure, dans laquelle apparaîtront plus tard des cellules par migration, suivant Kessler. Contrairement à l'opinion de quelques auteurs, nous trouvons, sur une coupe, que les deux cornes, envoyées par le feuillet moyen du blastoderme, sont formées par des cellules discontinues, plongées dans une substance demi-transparente et sans structure. Ces cellules se distinguent de celles qui existent dans les autres parties de l'enveloppe interne, parce qu'elles sont en plus grand nombre et plus granuleuses. Leurs noyaux sont moins volumineux, granuleux, leur corps cellulaire plus effilé. Elles sont d'autant moins nombreuses qu'on les recherche plus près de la ligne claire dont nous avons déjà parlé. Cette ligne, examinée avec un grossissement de 350 diamètres, ne contient que des cellules épithéliales, analogues à celles qui forment les couches voisines du cristallin. Elles sont aplaties, difficiles à reconnaître sur des préparations d'ensemble. Cette apparence est due simplement à ce que le tissu épithélial se trouve aminci, au niveau du point où le cristallin va se séparer du feuillet corné qui lui a donné naissance.

La division externe du sac scléro-cornéen ne renferme, comme les autres divisions de cette enveloppe, que des cellules, d'aspect très-divers : les unes stellaires, les autres fusiformes, d'autres enfin à contours arrondis. Ces dernières se trouvent en proportion beaucoup plus considérable que les autres dans la division externe ; mais dans cette division on ne les rencontre pas cependant à l'exclusion des cellules précédentes, contrairement à l'opinion de Hensen.

C'est là une particularité qui distingue déjà, dès les premières phases du développement, cette division externe d'avec les autres. Entre ces cellules se trouve une substance hyaline, transparente, n'offrant pas encore l'apparence striée qu'elle présentera plus tard. Au centre de la lamelle cornéenne primitive, il n'existe que très-peu de substance interposée aux cellules, qui sont même si rapprochées en certains points que, à un examen superficiel, elles semblent se toucher sans interposition d'aucune substance.

Leur accumulation vers le centre contraste très-nettement avec l'absence complète de ces cellules au voisinage des deux faces de la membrane. Cette disposition se traduit sur une coupe à un faible grossissement par la présence de deux bandes claires, dont la plus large se trouve située immédiatement au-dessous du feuillet corné du blastoderme. Une traînée noirâtre sépare entre elles ces deux lignes. Il faut tenir grand compte de cette particularité dans le développement de la membrane élastique de Descemet et de la membrane de Bowman. Cette dernière, ainsi que nous le verrons, a été considérée à tort comme une membrane élastique, aussi bien au point de vue de son développement que de ses caractères physiques ou morphologiques. Par conséquent, au moins chez les mammifères, des cellules existent dans la substance fondamentale, dès son apparition ; de plus, ces cellules, faciles à voir, sont en nombre assez considérable. Nos observations sur ce point concordent entièrement avec celles de Lieberkuhn.

Nous avons étudié les premiers stades de développement de la membrane cornéenne, mais, au point où nous sommes, cette membrane se trouve encore confondue avec les tissus aux dépens desquels se formeront la membrane pupillaire, l'iris, la cristalloïde antérieure ; il nous reste à voir main tenant de quelle façon la cornée se séparera de ces diverses parties pour acquérir son individualité propre.

De très-bonne heure, alors que l'embryon présente à peine 20 millimètres de long, un certain nombre de ces cellules se modifient, pour constituer l'épithélium de la membrane de Descemet.

Avant d'étudier l'évolution de cette membrane et de la couche endothéliale qui la recouvre, examinons la genèse de l'épithélium antérieur et de la lame élastique qui le supporte.

Il est aujourd'hui reconnu par tous les embryogénistes, que cet épithélium antérieur naît de la partie cornée du feuillet externe du blastoderme. Au début, il ne renferme que deux sortes de cellules, les unes aplaties, pavimenteuses, placées superficiellement, les autres siégeant au contraire dans les parties profondes, appliquées contre la membrane de Bowman. Ces dernières répondent au corps muqueux de Malpighi et sont composées d'éléments cylindriques. Plus tard seulement, on voit apparaître les cellules arrondies, à contour légèrement polyédriques par pression réciproque qui formeront la couche intermédiaire.

Rappelons que ces cellules, au moment de la naissance, sont affectées de dégénérescence colloïde manifeste, dégénérescence qui a fait l'objet d'une remarquable communication de M. Renaud.

Au-dessous se trouve la membrane de Bowman. Cette lame élastique antérieure reconnaît, comme l'indique Arnold, la même origine que la substance propre, dont elle diffère simplement par l'absence de cellules et par un état fibrillaire beaucoup plus accusé. Elle forme une couche relativement plus épaisse que chez l'adulte, et se trouve sillonnée par les nombreux vaisseaux qui constituent le plexus pré-cornéal, mis en évidence par les heureuses injections de Hirtl. Le développement de cette membrane vient donc fournir un puissant argument en faveur des anatomistes qui la décrivent comme formée par un épaississement de la substance propre de la cornée, structure en opposition avec les idées généralement reçues, et difficile à établir chez l'adulte par l'observation histologique.

Tandis que ce dédoublement s'effectue, l'épithélium apparaît sur la face postérieure de la cornée Cet épithélium est d'abord visible sur les points où la séparation se produit et serait sous la dépendance de ce « processus séparatoire. » Selon Kessler, cet épithélium postérieur se forme, de très-bonne heure, aux dépens des bourgeons de l'embryon; il faut donc, d'après Manz, le considérer comme un endothélium, reste d'éléments conjonctifs.

Contrairement à Kessler, Arnold avance que l'épithélium postérieur se forme sur place, et non par développement centripète.

Quant à la membrane de Descemet, nous ne pouvons établir, entre elle et les autres parties de la cornée embryonnaire, de distinction anatomique bien tranchée. Sur des coupes, cette lame paraît plus transparente que le reste du tissu cornéen, on doit par conséquent la considérer comme produite par un dédoublement analogue à celui qui se fait entre la capsule vasculaire et la capsule propre du cristallin.

D'après Ammon, la lame élastique postérieure existe d'abord au milieu de la cornée, sous forme d'un petit disque membraneux assez épais, qui gagne peu à peu le point de jonction de là sclérotique et de la cornée, et, finalement, se termine par des dentelures aboutissant à l'iris, en limitant en ce point un canal veineux. Ce canal existe à partir du septième ou huitième mois, époque à laquelle la membrane de Descemet est complètement développée.

Nous ne saurions mieux faire en terminant que de citer un passage de Manz, auquel nous n'avons rien à ajouter :

« Chez les embryons humains de deux ou trois mois, dit cet auteur, on voit très-facilement que, en en séparant la choroïde de la sclérotique, on sépare même temps, de la face postérieure de la cornée, une membrane qui est quelquefois aussi épaisse qu'elle.

Si nous considérons un secteur de la membrane ainsi enlevée, si nous le considérons par sa surface, nous trouvons un épithélium formé de cellules rondes ou irrégulièrement polygonales; au-dessous de lui, une membrane vitreuse, homogène, qui est nettement délimitée à la circonfé-rence; tandis que, au-dessous d'elle, on voit se continuer des éléments cellulaires de diverses formes. Ces cellules, qui sont fortement colorées par le carmin, forment là, à la limite de la cornée et de la choroïde chargée de pigment, un bourrelet assez épais, autour duquel on peut voir aussi des origines de vaisseaux. Nous avons là ce qui, plus tard, se modifiera profondément par le développement du corps ciliaire et la formation de l'iris, nous avons une union directe et palpable entre la section postérieure de la membrane vasculaire, « la future choroïde, « et la section antérieure qui touche à la cornée qui lui appartient. »

Par suite de ses transformations, la cornée se trouve constituée en tant qu'organe distinct. En ce moment, elle est formée comme masse principale d'une substance propre, que limitent deux couches de nature différente, l'une antérieure, épithélium stratifié, l'autre postérieure de nature endothéliale. Dès à présent, elle va se séparer de plus en plus dans la partie postérieure du sac scléro-cornéen, partie d'où provient la sclérotique. La disposition lamellaire de son tissu, sa transparence établiront d'abord une différenciation que viendront compléter bientôt les modifications survenues dans sa courbure, dans son épaisseur et dans son étendue.

Le premier acte d'individualisation de cette membrane, c'est l'éclaircissement du tissu à demi-opaque qui la constituait. Il se produit chez le fœtus humain à la fin du troisième mois de la vie intra-utérine.

Vers la même époque apparaît une ligne de démarcation entre la sclérotique et la cornée, limite établie suivant certains auteurs, par un cercle très accusé, tandis que d'autres la décrivent comme un simple sillon.

Pour d'autres encore, la séparation résulterait seulement de la différence des tissus. Ces dives aspects sont dus à l'augmentation du volume plus

ou moins considerable que subit la cornée. En
même temps, la courbure de la cornée, par suite
du développement des éléments qui la constitue,
devient plus grande que celle de la sclérotique ;
de là, résulte une saillie plus considérable de cette
membrane. A son point de continuité avec la sclérotique de nombreuses fibrilles comblent en partie
le sillon, dont nous avons parlé, se portant de la sclérotique vers le centre de la cornée. Avant que la
cornée soit séparée en lamelles, cette membrane
présentait une disposition fibrillaire.

Les cellules qu'on y rencontre tendent à affecter
une disposition linéaire, en même temps qu'elles se
disposent de façon à montrer sur une coupe verticale des fentes étroites, plus larges sur des coupes
horizontales. Les prolongements qu'elles envoyaient
deviennent plus nombreux, s'anastomosent les
uns avec les autres, presque tous courent paral-
lèlement à la surface. De là, résulte une structure
feuilletée plus apparente à une certaine période de
la vie embryonnaire que chez l'adulte, et plus manifeste dans les couches profondes que dans les
couches superficielles où ces prolongements ne sont
pas tous orientés de la même façon, un grand
nombre d'entre eux affectant une disposition
verticale. Il en est de même aussi pour la périphérie
de la membrane.

Ces cellules contiennent des noyaux ovalaires et
aplatis et pourvus de nombreux nucléoles, un certain nombre d'entre elles sont arrondies, et ne
donnent naissance à aucune ramification.

La matière intercellulaire augmente d'autant

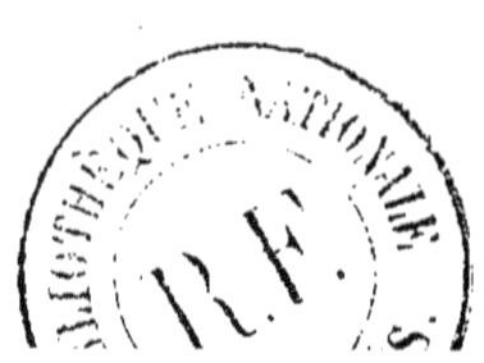

plus qu'on se rapproche davantage de la couche épithéliale externe. Par conséquent, dans cette couche, chez l'embryon, comme chez l'adulte, les cellules sont en moins grande proportion. Ces transformations n'ont pas lieu, dans toute l'épaisseur d'un même segment de la cornée; d'après nos recherches, elles semblent commencer d'abord dans les couches superficielles, plus tôt à la périphère qu'au centre. Rappelons que la demi-opacité de la cornée disparaissait dès le principe dans les parties périphériques, et, suivant la plupart des auteurs, des couches profondes vers les couches superficielles. Ce sont bien certainement aux modifications que nous venons de décrire que la cornée doit sa transparence, car cette membrane subit une augmentation considérable dans son épaisseur, tandis qu'alors la sclérotique est très-mince.

Etudions maintenant les vaisseaux dont l'apparition joue un rôle très-important dans les diverses transformations que nous venons de passer en revue.

Les vaisseaux apparaissent de très-bonne heure, vers le milieu du quatrième mois. Ils sont disposés sur deux plans, l'un situé immédiatement au-dessous de l'épithélium externe, c'est le plexus pré-cornéal de Hyrtl (1). J. Müller, le premier avait décrit ce réseau dont l'existence est constante, et qui persiste même quelquefois après la naissance.

Les ramifications qui le constituent, suivant l'espèce animale, s'avancent plus ou moins vers le centre de la cornée sans toutefois arriver jusque là.

____

(1) J. Hyrtl. Wiener academ., Sitzüngsber, LX, abth. 1, p. 769.

Chez le fœtus humain, ils en restent même à une distance assez considérable.

Le second réseau rampe sur la surface postérieure de la cornée, un certain nombre d'auteurs le considèrent comme appartenant à la membrane pupillaire.

Immédiatement au devant de la ligne de séparation de la sclérotique et de la cornée, Ammon signale, à la face interne de cette membrane, un fort vaisseau artériel. De ce vaisseau, partent des branches dont les supérieures se rendent à la face interne de la cornée, les inférieures à la marge scléroticale et au tenseur de la choroïde en voie de développement.

Mais bientôt les couches postérieures où se distribuaient les vaisseaux dont nous venons de parler, se séparent par dédoublement de la cornée, et forment une membrane vasculaire qui lui est accolée.

Les modifications que nous venons de voir se suivre dans le tissu de la cornée entraînent des changements progressifs dans son étendue, son épaisseur et sa courbure.

Dès son origine, elle présente des dimensions considérables, par rapport à la sclérotique : elle occupe, en effet, largement le quart en surface du globe oculaire entier.

Ce rapport diminue ensuite peu à peu. Ces variations d'étendue accompagnent le développement du corps vitré.

Au moment de la naissance, la cornée présente encore, comparativement à la sclérotique, une étendue plus grande que celle qu'elle présentera dans la suite.

Si l'on observe avec soin les modifications d'étendue de la cornée, on semble constater une diminution apparente lorsque la courbure de cet organe devient plus considérable que celle de la sclérotique.

Cette diminution de l'aire de la cornée n'existe pas en réalité; elle provient simplement de l'exagération de courbure de sa surface.

En effet, dans les premiers temps, la cornée et la sclérotique offrent la même courbure, puis la voussure de cette membrane devient très-prononcée et augmente avec l'âge de l'embryon.

Cet accroissement est surtout influencé par l'apparition du ligament et du corps ciliaire et par la formation de la chambre antérieure.

Lorsque des anomalies surviennent à cette période ou aux époques qui la précèdent, on comprend qu'elles apportent des modifications dans la courbure cornéenne.

L'épaisseur de cette membrane augmente aussitôt que son tissu devient transparent, et cette augmentation continue ensuite d'une façon progressive jusqu'au moment de la naissance.

Un arrêt survenu dans le développement, au moment où nous sommes, est une cause de kératocône, qui s'observe souvent comme complication d'un autre arrêt de l'œil, — microphthalmos, simple ou accompagné d'opacité congénitale.

CHAPITRE II

HISTORIQUE

L'étude des taches congénitales de la cornée, avant d'arriver où elle en est aujourd'hui (nous ne voulons pas dire qu'elle soit très-avancée) a passé par trois phases distinctes.

Les premiers observateurs ne se sont occupés ni de l'étiologie de ces taches, ni du mécanisme de leur formation. Ils se sont contentés de rapporter ces faits comme de simples curiosités, de jeux des la nature.

Ceux qui les ont suivis se sont, au contraire, attachés surtout à résoudre ces questions. Grâce aux progrès que l'embryogénie normale et pathologique a faits depuis cinquante ans, à la suite de l'impulsion donnée par les Blainville, les Geoffroy-Saint-Hilaire, les Lamarque, les Coste, en un mot toute cette pléiade de savants dont notre pays et notre siècle peuvent s'enorgueillir à juste titre, les monstruosités sont devenues explicables en partie. C'est avec cette idée préconçue que toutes les taches congénitales étaient le résultat d'une anomalie de développement, que depuis une trentaine d'années environ la plupart des ophthalmologistes les ont étudiées.

La troisième et dernière période de leur histoire, période actuelle, si l'on veut, appartient toute entière à la discussion et à l'éclectisme. On ne s'était arrêté, jusqu'alors, qu'au développement de la cornée, on s'occupe également aujourd'hui de ses maladies pendant le cours de la vie fœtale. Quelques auteurs avaient émis timidement l'opinion que certains troubles congénitaux de la cornée pouvaient bien n'être que des réliquats inflammatoires, résultant d'une ophthalmie intra-utérine. Cette idée a été reprise et compte de nombreux partisans. Tavignot, Zehender, Panas, ont décrit des opacités d'un caractère spécial et ont démontré, le dernier surtout, leur origine inflammatoire.

Le premier travail qui fasse mention des opacités congénitales est un mémoire latin de Klintosch, publié à Prague en 1766. Nous ne savons pas exactement dans quels termes il s'exprime, car nous ne connaissons ce travail que par les emprunts que lui ont faits Ammon et Cornaz. Quoi qu'il en soit, les faits que rapporte Klinkosch, étaient probablement peu nombreux et mal étudiés, puisque ceux qui ont écrit aussitôt après lui, sur le même sujet, ne les mentionnent même pas.

Il en est tout autrement d'une communication faite vingt-quatre ans plus tard à la Société médicale de Londres, par Farar, de Deptford. L'auteur observa chez trois membres d'une même famille des opacités congénitales. Ces enfants furent suivis très-minutieusement de sorte que l'on put constater la marche des taches et par là même en établir le pronostic. (1) Ces observations présentent un cachet d'authenticité d'autant plus frappant qu'elles ont été continuées et contrôlées par Ware.

____

(1) V. Medical Communications, v. ii, p. 463, Lond. 1790.

Dans un travail publié d'abord, dans les Transactions de la Société médicale de Londres pour l'année 1810, et ensuite par son fils comme brochure séparée, cet auteur complète l'histoire des trois enfants dont avait parlé Farar. Il ne reproche à ce dernier que d'avoir négligé de noter une saillie assez prononcée de la cornée dans ces cas.

D'autres travaux à peu près contemporains font à peine mention des taches congénitales. Sybel parle d'une sorte de cercle que l'on trouve quelquefois dans le jeune âge, et auquel il donne le nom de *macula arcuata* (1), mais il ne s'en occupe pas autrement. Mayor dans sa thèse inaugurale (2) mentionne également les opacités congénitales.

« L'enfant vient quelquefois au monde avec une cécité qui lui est particulière et due à l'obscurcissement de la cornée transparente, qui alors est d'une couleur gris bleu, et plus épaisse que dans l'état naturel. Cette espèce d'albugo paraît être produite par un relâchement du tissu de la cornée transparente et par la présence d'une humeur lympathique, qui peu de temps après la naissance, est bientôt absorbée le plus souvent sans qu'il soit besoin de mettre en usage aucun moyen médical, la cornée reprenant sa transparence au bout de quelques mois ; dans un pareil cas, sa diaphanéité commence à paraître du côté de l'angle externe de l'œil, puis elle s'étend circulairement sur les bords, et ainsi de proche en proche, jusqu'à ce qu'elle ait entièrement repris son état naturel ; de sorte que le

---

(1) *Dissertatio formæ alterationibus a statu normali.* Halæ, 1799.
(2) Montpellier, 1808.

milieu de la cornée reste le plus souvent opaque, et même conserve quelquefois une *taie qui ne s'efface jamais.*

« Dans ce cas, l'on doit se borner à augmenter ou à entretenir l'action des vaisseaux absorbants ; à cet effet, on fera quelques lavages avec une liqueur stimulante : par exemple, quelques gouttes d'esprit volatil caustique, étendu dans une suffisante quantité d'eau. On a vu quelquefois cette affection être héréditaire dans une famille » (1).

Cette description est parfaitement exacte ; de plus, Mayor connaissait à peu près le pronostic de la maladie, il est fâcheux que son travail se ressente de l'influence doctrinale de l'époque où il a paru, et ne renferme aucune des observations sur lesquelles sont appuyées ces données. Ces taches centrales qui persistent lorsque la zone périphérique est éclaircie, offrent un intérêt tout particulier et il en est fait mention dans quelques-unes des observations que nous avons pu réunir. L'omission de Mayor ne nous permet point de soumettre ses données à un examen critique sérieux et de voir s'il n'aurait pas regardé comme congénitales, des opacités consécutives à une ophthalmie des nouveau-nés.

Dans sa monographie sur l'œil, devenue bientôt populaire, Beer décrivit en 1813 un nouveau cas d'opacités congénitales bilatérales et accompagnées de mégalophthalmie. Son observation présente avec

(1) Girtanners. Abhandlung ueber die Krankheiten der Kinder, p. 49.

celle de Farar, plus d'une analogie, nous aurons
à y revenir plus tard et à les comparer.

On peut terminer à Demours la période d'observation pure et simple; cet ophthalmologiste dis-
tingué nous donne dans son traité des maladies
des yeux (édition de 1828, t. 1), une observation
d'opacité congénitale dont la nature inflammatoire
ne paraît pas douteuse.

Au moment même où Demours publiait cette
observation, Wardrop (1), décrivait les opacités
congénitales et niait l'influence de l'inflammation
sur leur production. « Dans cette maladie, dit-il, la
chambre antérieure est plus ou moins nuageuse,
mais il n'y a *aucune inflammation apparente*. Quand
l'enfant avance dans la vie, l'opacité diminue gra-
duellement et au bout de un ou deux ans, la transparence de la cornée est complètement revenue. La
période de restauration diffère suivant les cas. Dans
un exemple, un œil fut guéri au bout de dix-huit
mois, tandis que l'autre resta malade pendant
plusieurs années. »

Lorsque Velpeau publia dans le dictionnaire en
30 volumes son remarquable article sur la pathologie de la cornée, la connaissance des taches congénitales était fort peu répandue encore, car l'émi-
nent chirurgien ne s'est guère occupé que des taches
périphériques auxquelles Wilde a donné plus tard
le nom d'*arcus juvenilis*; Walther, celui d'*embryotoxon*. Il connaissait les travaux de ses de-

(1) Essays on the morbid Anatomy of the humour of the Eye,
1819, p. 91.

Hubert.   3

vanciers, mais il n'y attache que peu d'importance :

« On ne rencontre l'arc sénile, dit-il, que par exception à ce degré dans le jeune âge. J'en ai souvent constaté l'existence, sous forme d'arc, aux différentes périodes de la vie. Wardrop, qui parle dans le même sens, dit qu'il était héréditaire dans les quatre branches d'une même famille, et que Withusen l'a vu disparaître à l'âge de 4 ans chez d'autres individus où il était également congénital; Farar, cite aussi des cas d'arc sénile de naissance. Un exemple pareil est attribué à Mohrenheim, par Weller qui l'a également observé à tout âge. » Comme on le voit par cette citation, Velpeau ne connaissait que l'arc fœtal.

Depuis lors, un certain nombre de monographies nouvelles ont paru sur ce sujet. Nous ne ferons qu'indiquer ici celles d'Ammon, de Fronmüller, de Steffen, etc. les observations de Tavignot, de Crampton, de Arlt etc., la partie qui a trait à la cornée dans les travaux très-complets de Cornaz, de Wilde, sur les anomalies de l'appareil de la vision (1). Nous ne pouvons toutefois nous dispenser de mentionner une dernière observation intéressante due à M. Panas. Elle seule suffit pour mettre en évidence l'origine inflammatoire de certaines opacités congénitales; puisque l'enfant qui en fait le sujet, avait été atteint de variole intra-utérine.

(1) Dublin, Quart. Journ. of Med. Sc., 1845, t. ii.

CHAPITRE III.

PATHOGÉNIE ET ÉTIOLOGIE.

Par ce que nous avons dit dans le chapitre I, on a pu voir que la cornée et la sclérotique forment une membrane continue, opaque chez l'embryon. Dans la série animale, la cornée s'éclaircit peu à peu pour devenir tout à fait transparente à des époques différentes, suivant les animaux. Chez la taupe d'Europe dont l'œil est rudimentaire, elle reste translucide et pour ainsi dire embryonnaire ; chez le chat, l'éclaircissement est postérieur à la naissance, et on peut en suivre jour pour jour les progrès. Chez l'homme, au contraire, la cornée devient transparente pendant la vie fœtale et au moment même de la naissance, elle présente chez les enfants bien constitués les caractères de transparence qu'elle offrira dans la suite.

De ces considérations anatomiques, nous pouvons déduire les conditions pathogéniques de la production des taches congénitales : Ou la transformation de la cornée embryonnaire en cornée trensparente, marche avec une telle lenteur, que, quand la grossesse arrive à son terme, elle est encore incomplète ; ou bien, elle est arrêtée définitivement à une certaine période ! et alors, la cornée reste partiellement opaque, ou bien encore elle est viciée dans son évolution. Enfin l'œil subit pendant la vie intra-utérine, une de ces maladies inflammatoires, dont les traces seules persistent au moment de la naissance.

La difficulté de se prononcer sur la nature des troubles congénitaux résulte du petit nombre des cas observés, et de ce que, loin de pouvoir suivre les diverses phases de l'opacification, l'on n'a plus à constater que le résultat d'un travail pathologique déjà terminé.

On peut diviser au point de vue pathogénique les taches dela cornée, en deux grandes classes.

1° Taches par retard, arrêt, ou vice de développement;

2° Taches d'origine inflammatoire.

Nous étudierons successivement les unes et les autres.

§ 1

OPACITÉS PAR RETARD OU VICE DE DÉVELOPPEMENT.

Ce sont de beaucoup, les plus fréquentes. Il suffirait pour les admettre, de lire un certain nombre d'observations dans lesquelles les auteurs ne se sont même pas préoccupés de la cause, tant elle paraissait évidente.

La manière dont la tache se présente par rapport à la sclérotique, son aspect général, son mode de disparition, tout montre qu'elle est le résultat d'un trouble de l'évolution de la membrane toute entière. On assiste en quelque sorte au perfectionnement de la cornée, qui, dans les cas ordinaires est complet au moment de la naissance. Prenons par exemple, les observations déjà citées de Farar, et nous aurons une preuve que la remarque précédente est parfaitement juste.

Observation XXI.

Opacités congénitales chez trois membres d'une même famille. —
Guérison.

Je fus appelé pour voir un enfant âgé d'un mois
environ qui avait les deux cornées tellement opaques que l'on ne pouvait distinguer l'iris. Je crus
qu'il n'y avait rien à faire et que l'enfant était pour
jamais aveugle. Un mois plus tard, les parents me
dirent qu'il y avait quelque changement dans les
yeux de l'enfant et me prièrent de le voir. Je
m'aperçus alors que l'opacité était beaucoup diminuée. Au bout de deux mois, l'enfant pouvait
apercevoir la lumière, et depuis lors, la vue augmenta progressivement et fut complètement recouvrée au bout de dix mois.

Trois ans plus tard, un nouvel enfant naquit des
mêmes parents avec la même difformité. L'opacité
suivit la même marche. Le bord externe de la cornée s'éclaircit d'abord, puis toute la surface, et, en
dernier lieu, le centre devint transparent. Au bout
de deux ans, cette personne eut un troisième enfant dont la cornée présentait sensiblement le
même aspect. Toutefois la partie opaque semblait
plus épaisse et une adhérence ayant une étendue
de 3/8 de pouce se trouvait vers la partie interne
de la paupière supérieure et, agissant comme un
muscle supplémentaire, élevait le globe oculaire
en même temps que la paupière supérieure. Ce ligament anormal disparut spontanément au bout
de trois semaines. La marche de l'opacité fut un
pen plus lente que dans les deux cas précédents.

A l'âge de 2 ans, l'enfant l'avait encore et n'y voyait que juste assez pour se conduire. »

Il est très-probable qu'il n'y avait dans ces trois cas qu'une évolution tardive de la cornée, survenue sous l'influence d'une prédisposition héréditaire. Les taches disparurent complètement sans traitement.

Ce n'est pas là le processus ordinaire des taches d'origine inflammatoire. Qu'une vaste opacité, suite d'une ophthalmie des nouveau-nés, occupe la plus grande partie de la cornée, et elle ne disparaîtra pas d'une manière aussi parfaite dans l'espace de deux à trois ans, bien que chez les jeunes enfants la résorption se produise d'une manière beaucoup plus active que chez l'adulte. Il n'y a donc pas lieu de faire intervenir ici la phlegmasie.

On serait plutôt tenté d'admettre avec Steffen, non plus seulement un retard, mais un *vice* de développement. Il est vrai que les monstruosités, lorsqu'elles ne s'exagèrent pas après la naissance, ne tendent guère non plus à disparaître. Le bec de lièvre, la division du voile du palais, etc., ne guérissent jamais sans traitement chirurgical. Nous allons bientôt voir qu'un vice de conformation atteint rarement la cornée seule, mais siége en même temps, soit sur quelque partie de l'appareil de la vision, soit, quoique beaucoup plus rarement, sur d'autres points du corps, de sorte que c'est un peu forcer la note que de donner comme une monstruosité une petite tache cornéenne isolée qui disparaît lorsque l'enfant grandit. La présence d'une sorte de ligament, chez le troisième enfant de l'observation de

Farar n'empêcha point le globe de l'œil de redevenir normal, car ce ligament disparut en même temps que la tache de la cornée, et si l'auteur n'a pas vu celle-ci redevenir complètement transparente, nous savons par le travail de Ware que ces 3 enfants ne présentèrent d'autre anomalie qu'une légère saillie du segment antérieur du globe. L'explication de ces faits a été donnée très-judicieusement par Cormaz : « Quand, au troisième mois de la vie fœtale la cornée ne s'éclaircit pas, elle continue à ressembler à la sclérotique, et probablement par suite d'une nutrition abnorme elle prend peu à peu la couleur bleue, reste voûtée au même degré que la sclérotique, et présente lors de la naissance ce manque de transparence. »

Cette opinion est conforme à celle de Kieser (1) qui a proposé de donner à ces opacités congénitales, lorsqu'elles sont portées au même degré que chez les malades de Farar le nom de sclérophthalmos. Fronmüller pense de même. Toutefois il croit qu'un arrêt de développement arrive non vers le troisième ou le quatrième mois, mais vers le second. L'expression arrêt de développement est impropre : la cornée reste opaque dit-on, parce que son développement s'est arrêté. Alors, quand plus tard elle redevient transparente, c'est que ce développement recommence ; ces alternatives de repos absolu et d'activité sont bien rares en embryogénie. Si on les admettait pour la cornée, on devrait la considérer comme une membrane à développement intermit-

---

(1) Abnormités congénitales, 1848.

tent ; nous ne croyons par que jusqu'ici aucun observateur ait envisagé la question de cette manière. Il n'existe pas plus d'arrêt dans certaines opacités totales leucomateuses que dans les opacités centrales et légères. Il y a retard, et voilà tout.

Il n'est guère admissible que le siége de l'opacité soit à la partie postérieure de la cornée, qu'il y ait comme le veut Ammon, une sorte d'écran dépoli derrière elle. Où cet auteur a parfaitement raison, c'est lorsqu'il fait remarquer que la rondeur du globe rappelle à l'esprit ces formes transitoires qu'il présente dans le cours de son développement. (1).

Nous avons, à dessein, placé en première ligne, les observations de Farar, à cause de l'étendue de l'opacité.

Il s'en faut de beaucoup que ce soient les seules que renferme la littérature médicale.

Nous n'en citerons, parmi toutes les autres, que deux qui nous paraissent aussi concluantes que la première. La premièr est due à Walker (2), la seconde à Beer (3).

Obs. II. — Opacités congénitales bilatérales, disparition au bout
de deux ans.

« Il y a quelques années, je vis un enfant d'environ 2 ans dont les cornées étaient opaques, larges et si proéminentes qu'on pouvait à peine distinguer la sclérotique. L'opacité était d'un blanc bleuâtre ; il

(1) La surface unie de la cornée fait présumer qu'il y a quelque chose derrière cette membrane qui la prive de sa transparence.

(2) The Lancet, 1840, p. 713.

(3) Der Auge. Wien, 1813.

y avait à peine de l'irritation dans l'autre œil, rien
à coup sûr qui ressemblât à l'inflammation. Au bout
de deux ans, on m'amena l'enfant avec une légère
disposition inflammatoire, et je fus surpris de trouver les yeux d'apparence saine, la cornée ayant repris sa transparence et sa grandeur ordinaires. »
Voici maintenant l'observation de Beer.

Obs. III. — Opacités latérales très-épaisses. — Microphthalmie.
— Mégalocornée.—Eclaircissement de la cornée au bout de six
semaines.

Une dame hollandaise, de constitution très-faible,
ayant eu pendant son enfance des manifestations
scrofuleuses évidentes, mais n'ayant jamais eu aucun phénomène de goutte, mit au monde un enfant
très-faible, que je vis le premier jour après sa naissance. Le globe de l'œil était très-petit. La cornée
avait au contraire un volume inusité; mais elle était
si trouble que l'on n'apercevait en arrière qu'une
sorte d'étoile verdâtre. Les pupilles faisaient défaut
des deux côtés. Il n'y avait ni cils, ni sourcils; cependant les perceptions lumineuses étaient possibles des
deux côtés, car, quand on faisait arriver sur les yeux
une lumière très-vive, l'enfant faisait des mouvements de tête et fermait les paupières. Tout d'abord,
je regardai la cécité de l'enfant comme absolue et
incurable, et je ne donnai à sa mère d'autres espé-
rances que celles que j'avais placées moi-même
dans la formation consécutive d'une pupille artificielle.

Je fus très-étonné quand, six semaines plus tard,
je vis que la cornée était claire et parfaitement

transparente, et qu'en arrière on voyait une pupille très-mobile. »

Beer attribue, à tort, cette anomalie à l'inflammation. La mégalocornée signalée dans ce cas ne peut guère militer en faveur d'une telle hypothèse, car une phlegmasie intra-utérine suffisamment grave pour intéresser la cornée dans sa totalité, n'eût certainement pas été assez bénigne pour que plus tard, le rétablissement intégral de la vision fût possible.

Il y a plutôt lieu de supposer qu'il y avait dans ce cas une anomalie entée sur un retard de développement.

Quand le retard atteignant la cornée est extrêmement marqué, l'opacité est bleuâtre et très-étendue. Si au contraire il est léger, et peu appréciable, la cornée est trouble, translucide, la tache n'offre plus la même régularité, et l'on voit çà et là des points où elle est en voie de disparition.

Il ne faudrait pas croire que jamais la cornée ne subit d'arrêt de développement ; il semble au contraire qu'une variété de taches se produit exclusivement de cette manière : c'est le cercle juvénile. Il ne se comporte plus comme comme les autres taches congénitales qui disparaissent d'habitude sans laisser de traces, mais il persiste pendant toute la vie, et la plupart des auteurs qui l'ont étudié ont cru devoir indiquer les moyens de le reconnaître de l'arc sénile.

La cornée n'a pas subi de retard, elle s'est même développée aussi vite que dans les circonstances ordinaires. Seulement son évolution s'est arrêtée

lorsque la zone périphérique était encore imparfaite.

Si cet arc juvénile n'est pas toujours circulaire
et total. c'est qu'il n'existe point de limite mathématiquement régulière entre la cornée et la sclérotique chez le fœtus. Au moment où la première
devient diaphane, il se fait parfois des oscillations
avant que l'arrêt se produise, et au lieu d'une courbe
très-nette on a des dentelures dont la profondeur
et la teinte subissent de grandes variations.

Ainsi donc, les taches congénitales temporaires,
quelles que soient leur épaisseur et leur étendue,
sont le résultat d'un ralentissement et non d'un
arrêt complet de développement. Si, au contraire,
un arrêt atteint l'œil peu de temps avant la naissance, il laisse après lui un arc fœtal persistant,
une tache permanente.

A côté des retards et des arrêts, l'œil subit parfois de véritables vices de développement. Tantôt
ces anomalies portent sur le globe tout entier,
tantôt elles n'intéressent que le segment antérieur,
comprenant la cornée, l'iris, le cristallin, tantôt
enfin, mais bien plus rarement, la cornée seule est
atteinte. Tel est le cas du sclérophthalmos : jamais,
en effet, à aucune période de son évolution fœtale,
la cornée ne se trouve constituée par un tissu qui
soit par sa couleur et son opacité, comparable à la
sclérotique.

Des opacités paraissant insignifiantes et qui sont
parfaitement limitées à un ou deux points, sont
accompagnées parfois de cataractes congénitales,
de coloboma, de l'iris, de la choroïde. Ces désor-

dres peuvent être portés à un degré tel que si l'examen anatomique ne servait point alors à dé-montrer l'analogie de structure des tissus dégé-nérés avec] ceux que l'on trouve à l'état normal dans le globe de l'œil, on serait tenté de croire que l'on a affaire à une production hétérogène n'ayant de commun avec l'organe de la vision que le siége et la forme.

Doit-on admettre comme l'a fait Steffen (1), un processus identique et un point de départ constant pour tous les cas ? Nous ne le croyons pas, malgré l'autorité de cet écrivain et la valeur du fait sur lequel il a édifié sa théorie, nous ne l'accep-tons que sous bénéfice d'inventaire et après avoir rejeté ce qui nous paraît irrationnel, voyons d'a-bord son observation.

Obs. IV. — Opacités bilatérales d'inégale intensité. — Mort au bout de douze semaines. — Autopsie.

Au 1er janvier de cette année, je fus prié par un de mes collègues de voir les yeux d'un enfant né seulement depuis 2 ou 3 jours. La partie centrale de la cornée de cet enfant qui certainement parais-sait être venu au monde au 7e mois, était occupée des deux côtés par un tissu blanc analogue à celui du leucome, et toutes les limites étaient assez bien ar-rêtées, pendant que la périphérie de la cornée mon-trait une transparence normale, et laissait voir d'une façon distincte les mouvements de l'iris.

La cornée de l'œil gauche était plus aplatie qu'à l'état normal, tandis que celle de l'œil droit était

(1) Klinische Monatsblätter.

un peu bombée et laissait voir derrière cette courbure, dans la chambre antérieure, un corps de forme lenticulaire, incontestablement le cristallin.

Pour le reste, les deux yeux étaient normalement développés.

A première vue, on pouvait, en se souvenant des dimensions de la cornée aussitôt après la naissance, considérer cette opacité comme dérivant de la cornée normale par la formation d'un leucome central adhérent, après une suppuration de la cornée, ayant déterminé à gauche un aplatissement, à droite une augmentation de courbure de la cornée. Il n'y avait pas le moindre signe d'inflammation, et les résultats de l'autopsie firent voir aussi qu'une telle supposition était inadmissible. Pendant les douze semaines que vécut l'enfant, les troubles de la cornée diminuèrent d'intensité.

A l'autopsie, on trouva les yeux dans l'état suivant :

O. G. Courbure de la cornée diminuée. Opacité centrale formée par un tissu semblable à celui de la sclérotique. La face antérieure de l'iris adhère légèrement à la face postérieure de la cornée ; mais cette disposition ne se présente qu'en un point. Le développement de l'œil est du reste normal et ne présente aucune complication qui paraisse en rapport avec la tache cornéenne.

2° O. D. Cornée quelque peu bombée. On l'examine en arrière, après avoir fait une section médiane. On ne trouve, vers l'axe antéro-postérieur de l'œil, qu'un petit fragment de la lentille cristallinienne dans la chambre postérieure ; la plus grande partie se trouve dans la chambre antérieure, et la cristalloïde antérieure adhère à la partie centrale opaque de la cornée. Le contenu de cette capsule est aqueux et paraît bien constitué. Le développement du cristallin droit est moins avancé que celui du cristallin gauche ; la plus grande partie de l'iris se trouve derrière la lentille et ne passe au devant que dans une faible partie de son étendue, là précisément où il est facile de la distinguer de la tache centrale de la cornée. Tout le segment postérieur de l'œil a son développement normal. »

Steffen interprète ensuite longuement cette anomalie. Pour cela, il reprend l'histoire du développement de tout le segment antérieur de l'œil ; nous avons déjà eu l'occasion de passer en revue les faits qu'il rapporte ; nous n'y reviendrons pas.

Il ajoute ensuite :

« D'après les données fournies par l'histoire du développement du cristallin, je ne puis m'expliquer l'anomalie de la cornée que de la manière suivante : Le diverticule de la vésicule cornéenne qui contient le cristallin ne s'étrangle que tardivement vers sa partie antérieure, de sorte qu'il reste adhérent au centre de la cornée. Celle-ci se trouve ainsi occupée par un tissu anormal au point où s'insère ce diverticule persistant. Il résulte que les taches congénitales de la cornée ont pour cause principale un arrêt dans l'évolution du cristallin et de sa capsule. »

L'objection la plus sérieuse que l'on puisse faire à cette théorie, c'est que beaucoup de taches con-

génitales, même fort épaisses, ne sont accompagnées d'aucune adhérence de la capsule à la face
postérieure de la cornée. Le cristallin peut être
saillant ou même luxé en avant, la chambre antérieure rétrécie, sans que pour cela il existe des
connexions appréciables entre la face postérieure
de la cornée et la capsule.

L'auteur a prévu cette objection, et il s'attache à
la détruire :

« Si l'étranglement de la vésicule cornéenne qui
contient la lentille s'est prolongé, mais est déjà ac-
compli au moment de la naissance, dit-il, si le
cristallin lui-même est normalement développé,
nous ne pouvons plus voir ses connexions avec la
cornée, et, par conséquent, la véritable cause de la
tache nous échappe. C'est ainsi que les choses se
sont présentées pour l'œil gauche de notre malade.
et pour la plupart de ceux dont on a rapporté jusqu'ici les observations. »

Cette explication fort ingénieuse rend parfaitement compte des phénomènes observés dans ces
cas ; elle explique également pourquoi Himly (1) a
pu rencontrer une adhérence, à laquelle il a donné
improprement le nom de synéchie antérieure, chez
un malade affecté d'opacité congénitale. Malheureusement, elle ne peut s'appliquer aux opacités périphériques, à moins que l'on admette que la vésicule
cristallinienne s'insère indistinctement, soit sur le
centre, soit sur la périphérie de la cornée embryonnaire.

(1) Augenheilkunde, Berlin, 1843.

En général, une hypothèse dont la vraisemblance ne repose que sur une seconde hypothèse ne se rapproche que très-peu de la vérité. Si encore les taches centrales étaient les plus fréquentes, on pourrait accorder à Steffen que, dans la plupart des cas observés avant le sien, les choses s'étaient passées comme il le dit. Mais c'est précisément le contraire qui est exact : l'arc fœtal est plus commun que toutes les autres opacités réunies.

L'évolution de l'œil comprend plusieurs phases. L'étranglement du bourgeon cornéen qui forme la vésicule cristallinienne en est une; la transformation de la membrane primitive semi-opaque en membrane diaphane en est une autre. Dire que la transparence reste imparfaite uniquement, parce que la première phase se passe d'une façon irrégulière, dans ces cas, c'est faire une généralisation que les faits ne sauraient justifier.

L'examen des monstruosités du globe de l'œil, dans sa totalité, nous fournit sur ce sujet des renseignements instructifs.

Voici par exemple un fait observé il y a deux ans par M. le professeur Salvator Sogliano de Naples (1), dans lequel la vice de développement reconnaît un tout autre mécanisme que celui qu'a indiqué Steffen.

Obs. V. — Transformation congénitale de l'œil droit en un kyste organique.

Le 1er août 1874, on présenta à l'auteur, dans son service à l'hôpital des Incurables de Naples, un

(1) Bulletino di scienze mediche dl Bologna, 1874, v. xviii, p. 277.

enfant né depuis quatre jours, n'ayant aucun vice
de conformation en dehors de celui de l'œil droit.
L'œil gauche était régulier et sain, mais la cavité
orbitaire droite était remplie par un kyste volumineux, ovoïde faisant saillie sur la joue correspon-
dante dans une étendue de 1 pouce environ. Il
était rougeâtre, opaque dans toute son étendue
excepté vers la partie la plus déclive, où l'on trouvait une certaine transparence. Ses parois étaient
épaisses et résistantes.

Dans la partie la plus volumineuse, sa circonfé-
rence mesurait 8 centimètres dans le sens transver-
sal et 12 centimètres dans le sens longitudinal. Il
était compressible au toucher, mais non fluctuant.

A première vue, on crut qu'on avait affaire à un
kyste implanté sur le globe oculaire et adhé-
rant à la paupière supérieure. Le cartilage tarse
et la paupière inférieure étaient libres. L'adhérence du kyste au plancher de l'orbite s'étendait
jusqu'à quelques lignes du rebord antérieur.
Afin de s'assurer de l'existence du bulbe de l'œil,
en arrière du kyste, l'auteur introduisit délicate-
ment son petit doigt dans l'orbite au-dessous de
lui. A sa grande surprise, il ne put rencontrer
nulle part un corps offrant une consistance élastique telle qu'on pût le prendre par le globe de l'œil.
C'est alors qu'il commença à soupçonner l'absence
du globe. Il résolut de pousser plus loin son
examen, et pour cela, il pratiqua avec le D' Jan-
salone, la ponction du kyste. Il en sortit 30 gram-
mes de liquide séro-sanguin et le kyste s'affaissa
complètement. Il recommença alors à explorer avec

le doigt la cavité orbitaire, il put se convaincre cette fois que le globe de l'œil manquait complètement.

Sogliano pratiqua alors l'extirpation du kyste. Pour cela, il détacha les adhérences avec la paupière supérieure; puis la portion qui adhérait à la partie supérieure de l'orbite, à peu près dans les deux tiers de son étendue. Un fil fut jeté sur la partie profonde du kyste, puis on fit l'incision du kyste au-dessus de la ligature. Un petit moignon formé aux dépens du kyste fut laissé en place pour servir dans la suite de point d'appui à un œil artificiel.

Après cette opération on vit que tous les muscles moteurs de l'œil faisaient défaut, et que l'on trouvait seulement quelques traces du muscle élévateur de la paupière supérieure. Le pansement fut fait avec de la charpie, des compresses et un bandage oculaire en 8 de chiffre

Les parents du petit malade étant retournés à la campagne où ils demeuraient, l'auteur ne le revit que huit jours après l'opération. La suppuration était peu abondante, le moignon s'était avancé de manière à n'être pas distant de plus de deux lignes du rebord orbitaire. Le fil de la ligature était tombé le septième jour.

Le kyste fut donné au professeur Fede pour être soumis à l'analyse microscopique. Excepté vers son extrémité antérieure, où elle était amincie, la paroi avait une épaisseur de 2 lignes. Latéralement, on trouvait une membrane fibreuse de structure tout à fait analogue à la sclérotique. La partie centrale antérieure, *était pellucide analogue à la cornée et en présentait les éléments anatomiques.* Dans l'intérieur du kyste, on trouvait des traces de la choroïde avec ses cellules pigmentaires reposant sur un substratum de tissu connectif lâche et filamenteux. Il n'y avait pas la moindre trace de rétine, ce qui laisserait supposer que le nerf optique faisait défaut. »

Cette observation n'est pas comme on pourrait le croire, en dehors de notre cadre, car lorsqu'on étudie les vices de développement, il est indispensable de placer côte à côte les difformités légères à peine appréciables et les monstruosités les plus bizarres. Si dans les arts, les contrastes produisent parfois des effets tout à fait inattendus, dans les sciences, ils donnent souvent la clef de phénomènes qui paraissaient de prime abord inexplicables. Les taches périphériques nous ont fourni un premier argument contre la théorie de Steffen, cette observation dans laquelle l'œil était tellement altéré qu'il formait un véritable kyste séreux va nous en fournir un second. Il faut, dit-il, pour qu'une tache se forme que le cristallin se détache tardivement de la cornée.

Comment expliquer le cas de Sogliano, puisqu'il n'y avait ni cristallin, ni iris. Ou le cristallin n'avait jamais existé et alors il est impossible d'expliquer par son intervention l'opacité même incomplète de la zone qui tenait lieu de cornée, ou le cristallin existant s'était détaché tardivement et avait été résorbé en totalité; mais alors il n'y aurait guère de proportion entre la vitesse du processus physiologique et celle de la transformation morbide. Le développement de l'œil a été ralenti ; la vésicule cristallinienne s'est séparée tardivement de la cornée et en très-peu de temps, au contraire, la lentille se serait résorbée, la choroïde altérée, etc., et tout le globe se serait converti en un kyste séreux. Ces deux hypothèses nous semblent contradictoires.

D'autres monstruosités se rapprochant sensiblement de celle-ci ont été déjà décrites. C'est ainsi qu'à l'autopsie d'une femme affectée de microphthalmie et d'opacité congénitale de la cornée, Allan Burns trouva les nerfs optiques, leur chiasma et une partie du cerveau atrophiés. Nous reparlerons de ce fait.

Nous classerons encore parmi les opacités dues à des vices de développement, un fait rapporté par M. Lawrence sous ce titre que ne justifient pas les détails de l'observation : *Corneitis interstitialis in utero.*

Obs. VI. Opacités bilatérales ressemblant à des kératites interstitielles.

Un enfant de trois ans est présenté à Surrey Ophthalmic Hospital. Les deux cornées sont grandes et proéminentes ; leur centre laiteux et finement granuleux. L'opacité va en diminuant insensiblement vers la périphérie, qui est transparente et permet de voir l'iris de couleur bleue, se contracter normalement. La perception de la lumière paraît satisfaisante. L'enfant avait présenté cet état à la naissance, et un mois après l'avoir observé pour la première fois, je ne remarquai aucun changement. »

Le mécanisme de cette opacité centrale, qui paraît siéger dans l'épaisseur même de la cornée, diffère certainement de celui des opacités périphériques et superficielles. Elle ressemble à celles qu'a décrites Steffen, et a eu probablement pour cause une véritable anomalie dans le développement de toute la membrane. Il est peu probable, quoi qu'en dise Lawrence, que l'inflammation ait été en cause. Zehender a eu parfaitement raison, selon nous, de voir là, non pas une phlegmasie interstitielle antérieure à la naissance, mais un véritable vice de développement.

Nous ne ferons point de nouvelles subdivisions pour deux autres variétés d'ailleurs fort rares d'opacités congénitales. Nous voulons parler des tumeurs de la cornée et de cette affection kérato-conjonctivale, que l'on désigne sous le nom de xérophthalmie.

Les kystes dermoïdes sont des cas moins rares de toutes les tumeurs cornéennes. Lorsqu'ils existent, ils sont souvent accompagnées de taches périphériques ou centrales plus ou moins étendues, et que leurs caractères généraux rapprochent de celles dont nous avons parlé.

En voici une observation due à M. G. Strawbridge (1), chirurgien oculiste de l'hôpital presbytérien de Philadelphie.

(1) Klinische Monatsblätter, décembre 1863.

Obs. VII. — Kyste dermoïde congénital de la cornée. Extirpation.
Taches persistantes à la suite.

Un malade dont l'âge n'est pas indiqué, présentait une tumeur congénitale située sur la partie inférieure de la cornée qu'elle couvrait à partir de son
bord dans une étendue de 3 millim. Elle empiétait
aussi sur la sclérotique, remplissant l'espace compris entre les insertions des muscles droit inférieur
et droit externe, jusqu'au-delà de l'équateur de l'œil.
D'une couleur nacrée et jaune par places, elle était
couverte de poils au niveau de la cornée ; quatre ou
cinq de ces poils plus grands que les autres étaient
pigmentés. Accroissement très-lent. Un peu d'a-
sthénopie, mais mouvements du globe intacts.
L'excision fut pratiquée avec succès. Le malade
conserva une simple opacité de la cornée, là où
siégeait la tumeur. »

L'examen microscopique révéla tous les caractères de la peau dans la portion superficielle et ceux
du tissu adipeux dans les parties sous-jacentes. Ryba
(Prager, Viertel Jahrschrift, 1853, Bd. III,) a ras-
semblé 27 cas de tumeurs dermoïdes de la cornée
chez l'homme, 3 chez le bœuf, et 4 chez le chien.
Presque toutes présentaient des opacités analogues
à celles que nous venons de voir.

Nous ne mentionnerons que pour mémoire la
xérophthalmie. Cette affection, qui appartient surtout à la conjonctive, s'étend parfois à une partie
de la cornée. Voici comment M. Wecker s'exprimer
à ce sujet (1) :

(1) Traité des maladies des yeux, 1867, t. I, p. 167.

Une observation bien curieuse est celle d'une xérophthalmie congénitale dont M. Wardrop fait mention, et que nous reproduisons.

« Au lieu de trouver le globe oculaire humecté de larmes, toute la conjonctive paraissait convertie en une membrane sèche, semblable à une pellicule mince et desséchée, suffisamment transparente pour laisser entrevoir la sclérotique et la cornée, mais assez opaque pour empêcher la vision, au point que le sujet pouvait à peine distinguer les gros objets. En poursuivant la conjonctive en globe oculaire à la paupière, elle présentait le même aspect ridé et desséché; mais, au lieu de s'étendre postérieurement comme dans l'œil normal, il y avait une solution de continuité de cette membrane, de sorte que les paupières adhéraient au globe et ne pouvaient se séparer ni se rapprocher assez pour le couvrir. On m'observa que cette malade dormait constamment les pnuièrdes ouvertes et que, lorsqu'elles s'efforçait de les fermer, elle éprouvait un certain malaise, parce que les essais d'occlusion produisaient une tendance à l'ectropion de la paupière supérieure. La sensibilité naturelle de la conjonctive cornéo-scléroticale était tellement amoindrie que la surface de l'œil ne ressentait plus qu'une très-faible sensation de gêne quand on la touchait. Les points lacrymaux de chaque œil étaient ouverts, et je pus faire sortir du sac lacrymal une petite quantité de fluide sébacé. Les deux globes oculaires paraissaient avoir une forme normale et présentaient ce mouvement d'oscillation si commun aux yeux des aveugles nés (nystagmus). Le sens de l'odorat était suffisamment développé ; toutefois, quoique l'application des stimulants produisît sur le nerf olfactif l'effet ordinaire, elle n'avait pas pour effet de faire humecter la conjonctive de l'un ou de l'autre œil. La sécheresse de la conjonctive avait été remarquée le lendemain de la naissance de la personne, alors âgée de 14 ans. »

§ II

OPACITÉS DUES A UNE PHLEGMASIE INTRA-UTÉRINE.

Si l'influence des arrêts, des retards ou des vices de développement sur les opacités congénitales n'est plus discutable aujourd'hui, celle de l'inflammation ne l'est guère non plus. Nous ne voulons pas dire par là que toutes les opacités constatées, au moment de la naissance aient une origine inflammatoire. Nous croyons même qu'il faut apporter un soin minutieux dans l'examen des cas de cette nature. Qu'un enfant de 2 ou 3 ans se présente avec des restes de kératites, et que, ses parents assurent que ces taches existaient au moment même de sa naissance, ce n'est pas là une raison suffisante pour croire à une opacité congénitale. Des vices de conformation bien autrement importants passent inaperçus. Une kératite légère des premiers jours de la vie aura presque toujours le même sort. Nous ne parlons pas même de l'ophthalmie des nouveau-nés, qui fournit, à coup sûr, le chiffre le plus considérable de ces malheureux auxquels ont applique la qualification impropre d'aveugles-nés. Mais en prenant toutes les précautions nécessaires pour éviter ces causes d'erreur, on trouvera encore des cas, dans lesquels il n'est guère possible de nier l'ophthalmie intra-utérine.

D'autres cas, observés depuis lors, sont venus mettre en évidence l'influence des phlegmasies intra-utérines sur la production des taches.

Sonmenmayer rapporte que Sichel a vu un *staphylôme opaque* de nature congénitale, consécutif à une ophthalmie intra-utérine (1).

Zehender a constaté également chez un nouveau-né les traces d'une inflammation récente, un ulcère de la cornée avait été suivi d'une perforation, aux bords de laquelle l'iris adhérait solidement. Ce point était le siége d'une opacité grisâtre (2).

Le même auteur ajoute que l'origine inflammatoire d'un grand nombre d'opacités partielles n'est pas douteuse, mais il fait des réserves au sujet des opacités totales.

On peut être plus affirmatif aujourd'hui : les ophthalmies des enfants, des adultes, ont des conséquences connues depuis longtemps.

L'observation de M. Panas démontre que la variole intra-utérine peut produire des désordres aussi étendus du côté de l'appareil de la vision.

OBSERVATION VIII.

Cas d'atrophie congénitale de l'œil gauche par suite de variole intra-utérine.

Mme X..., âgée de 25 ans, petite taille, mais bien constituée, vint nous consulter à l'hôpital Saint-

(1) Augenbentz. de Neugel, p. 332.
(2) Loc. cit.
(3) Gaz. des hôp., 1871, p. 571.

— 50 —

Louis, pour sa petite fille, atteinte d'impétigo. En
regardant la mère, nous sommes frappés de l'atrophie du globe oculaire gauche, qui se présente
comme il suit :

Le volume de l'organe est réduit de plus de moitié. Il y a surtout un aplatissement antéro-postérieur, qui fait que dans les mouvements latéraux
du globe, celui-ci paraît renflé vers l'équateur, et
la forme en est, du reste, légèrement carrée, comme
cela a toujours lieu dans les yeux atrophiés. La
cornée n'a pas plus d'étendue qu'un gros grain de
lentille, et permet de voir derrière un cristallin
opaque calcarifié, adhérent au bord pupillaire de
l'iris, qui est lui-même ratatiné et changé de couleur, comparé à l'iris sain. La chambre antérieure
n'existe plus, mais on ne remarque ni staphylôme,
ni aucune trace d'ancienne perforation de l'œil.

La position statique de l'œil atrophié est normale, sans strabisme d'aucune sorte ; tous les mouvements sont conservés et symétriques à l'exception de l'abduction, qui s'exécute d'une façon
incomplète, chose d'autant plus remarquable que
l'adduction reste entière et s'exécute même d'une
façon exagérée, la cornée rudimentaire venant se
cacher en grande partie sous la caroncule.

Il semblerait, d'après cela, que le muscle droit
externe ait seul subi les effets de l'atrophie qui a
atteint l'œil, ce qui vient corroborer, jusqu'à un
certain point, les idées émises par notre collègue
M. Giraud-Teulon, sur l'insuffisance native du
muscle droit externe dans le cas de microphthalmie propre à la structure hypermétropique de l'œil.

Inutile d'ajouter que toute perception lumineuse est abolie de ce côté, tandis que l'œil droit possède une acuité visuelle des plus parfaites et offre une structure emmétrope.

La malade, qui paraît fort intelligente, affirme être venue au monde avec l'œil gauche ainsi réduit et dans l'état où il est actuellement, et ce qu confirme son dire, c'est que l'orbite et l'os jugal du même côté offrent un arrêt de développement proportionnel à l'ancienneté du mal. Sa mère pendant sa grossesse, avait eu la variole, et, à la naissance, le corps de la malade était couvert de taches discrètes, comme c'est le propre de la variole intra-utérine, dont elle conserve encore des vestiges, sous la forme de très-légères macules blanchâtres, extrêmement superficielles, lisses et ne différant du reste de la peau que par la couleur plus blanche de leur superficie. Du reste, il en existe fort peu et elles sont surtout visibles sur le devant de la poitrine Ajoutons pour terminer que la malade n'a rien eu dans son enfance, ni depuis, qui puisse rappeler, même de loin, des manifestations syphilitiques quelconques. »

Les vastes opacités semblables à celles que l'on a notées dans l'observation que nous venons de transcrire, ne présentent avec les taches simples par anomalie de développement d'autre analogie que leur apparition antérieure à la naissance. Elles ont un pronostic bien autrement sérieux.

En résumé, les opacités congénitales ont une double origine :

Les unes tiennent à une évolution imparfaite de

l'appareil de la vision, les autres à une ophthalmie fœtale.

Dans le premier cas, c'est une monstruosité, dans le second, un épiphénomène morbide. En dehors de ces deux circonstances, il est impossible de concevoir la formation d'opacités congénitales.

Si la pathogénie ressort clairement de l'analyse critique des faits précédents, l'étiologie est beaucoup plus obscure.

On ne trouve que deux causes dont l'influence est bien établie : *l'hérédité* pour les opacités congénitales, *la variole* pour les opacités inflammatoires.

D'après l'observation de Farar, trois membres d'une même famille ont été successivement atteints.

Withausen, de Copenhague, cité par Wardrop, aurait vu la même anomalie chez trois frères. Himly a décrit une tache congénitale chez un jeune garçon dont la cornée était si peu transparente, surtout au niveau des bords supérieur et inférieur, qu'il ne restait plus qu'une espèce de rhomboïde diaphane au centre. *La grand'mère* de cet enfant avait été affectée d'arc fœtal (1). Dans une observation de Crampton, de Manchester, l'influence de l'hérédité paraît tout aussi évidente. Sur une famille de dix enfants, le deuxième et le dixième viennent au monde avec des taies de la cornée.

L'auteur ajoute que la mère était une personne fort intelligente, et que pour le second de ses enfants elle avait parfaitement remarqué, dès le jour qui

(1) Himly und Schmidt's B. Ophthalmol. Bibliotheke, t. iii, p. 79.

suivit la naissance, que l'œil n'avait ni sa transparence, ni sa mobilité normales. Du côté droit, la paupière supérieure était proéminente pendant le sommeil. Le point de la cornée gauche correspondant à la pupille était recouvert par une tache grisâtre perlée, s'amincissant à mesure qu'on approchait de la limite kérato-sclérale externe.

De même Seiler, de Dresde, observant un enfant atteint d'opacité périphérique, fait la remarque, que sa mère, jeune encore, porte des deux côtés un embryotoxon (1).

Après de tels faits, il n'est plus possible de nier l'influence de la prédisposition héréditaire. Nous ne savons absolument rien sur les causes déterminantes. Lorsque la mère a été interrogée à ce point de vue, elle n'a donné le plus souvent que des renseignements négatifs. Dans les monstruosités les plus prononcées, la grossesse n'a présenté aucun accident digne de remarque. La mère de l'enfant de l'observation 4 en avait eu plusieurs autres et n'avait remarqué aucune différence entre sa dernière grossesse et les précédentes. Une femme accouchée d'un monstre cyclope décrit par Ullersperger et dont l'unique cornée était volumineuse, dépolie, semblable à une vessie flétrie, n'avait remarqué qu'un peu de faiblesse des mouvements de l'enfant pendant le huitième et le neuvième mois.

Nous avions donc raison de dire que si nous connaissons quelques-unes des causes prédisposantes des anomalies de développement, les causes déterminantes au contraire nous échappent.

(1) Bildungsfehler des Auges, p. 39.

Pour les taches inflammatoires nous ne sommes guère plus avancés. A part celles qui suivent les varioles intra-utérines, toutes sont autant d'énigmes pour nous. Mayor, Zehender, etc., et les autres observateurs qui ont décrit des restes de kératites fœtales n'ont absolument rien dit sur les circonstances qui ont pu se présenter pendant la grossesse, ou même au moment de l'accouchement.

Nous croyons avec Hutchinson que des observations nouvelles établiront l'influence de la syphilis et de la scrofule qui jouent un rôle si important dans l'étiologie des affections oculaires de l'adulte.

CHAPITRE IV.

SYMPTOMATOLOGIE DES TACHES CONGÉNITALES.

Rien ne semble plus facile, au premier abord, que de donner une bonne description d'une affection su pperficielle de l'œil. Les taches congénitales ressemblant plus ou moins à celles qui suivent les maladies inflammatoires de la cornée, il n'est besoin pour les bien observer ni d'une grande habitude clinique, ni d'appareils spéciaux compliqués et difficiles à employer. Cependant, malgré ces conditions extrêmement favorables en apparence, la plupart des auteurs n'ont donné que des descriptions incomplètes ou même contradictoires.

C'est que les opacités congénitales sont rares, et que la première condition pour bien observer c'est d'avoir un champ assez vaste pour que les observations puissent être répétées et contrôlées. Nous trouvons également dans les classifications proposées jusqu'ici, les traces de cette pénurie de faits. La plupart d'entre elles ne pas suffisamment compte des variations de courbure de la cornée. Bien peu d'observateurs ont cherché au moyen de l'ophthalmoscope, des données exactes sur l'état du fond de l'œil ou la réfringence de ses milieux. On a étudié seulement l'étendue de l'opacité, sonsiége, sa couleur, son épaisseur.

Fronmüller décrit par exemple des opacités nébuleuses et des opacités leucomateuses. Cette division qui a sa raison d'être pour les opacités acquises, ne rend que peu de services dans celles que nous étudions. Il serait assez difficile de dire quelle limite sépare exactement les unes des autres, quelle différence offrent au point de vue de leur pronostic les deux variétés admises par Fronmüller.

Nous avons dit que des taches épaisses accompagnées de déformations de la cornée ont disparu spontanément avec l'âge (observations de Farar, de Maclagan, etc.), que des opacités beaucoup plus légères ont été rebelles (observation de Lawrence). Doit-on déduire de ces faits toutes les conséquences qu'ils sembleraient comporter et poser cette loi paradoxale, que la gravité des taches congénitales est en raison inverse de leur épaisseur et de leur étendue ?

Il suffit d'énoncer une telle proposition pour en démontrer l'inexactitude. Fronmüller lui-même attribue aux opacités leucomateuses une gravité plus grande qu'à toutes les autres. Nous ne pouvons tirer qu'une conclusion : c'est que sa classification est purement artificielle et ne repose ni sur des données cliniques, ni sur des données anatomo-pathologiques suffisantes. Nous ne voyons pour notre compte qu'une division acceptable :

1° Les opacités isolées.

2° Les opacités accompagnées d'autres anomalies de développement. Cette classification offre l'avantage de ne donner aucune idée fausse sur la structure des taches ou leur mode d'évolution et celui d'être en rapport avec l'état fonctionnel de l'œil et le pronostic de la maladie.

§ 1. Opacités congénitales isolées.

Elles sont beaucoup plus rares que les autres. La chose s'explique aisément quand on songe que

la cornée ne présente aucune prédisposition spéciale pour les arrêts ou les vices de développement.
Quand la nutrition du fœtus est entravée cette circonstance se traduit par des désordres multiples qui
retentissent sur d'autres parties de l'œil en même
temps que sur la cornée.

Tantôt l'opacité n'occupe qu'un œil mais le plus
souvent elle est bilatérale et non symétrique. Il est
rare qu'il n'existe point entre l'état des deux yeux
une disparate plus ou moins frappante, et qu'une
opacité totale avec déformation de la courbure de la
cornée ne soit pas accompagnée d'une opacité partielle limitée soit au centre, soit à la périphérie. C'est
ainsi que les choses se sont présentées chez les malades de Crampton dont le plus âgé présentait à
l'œil droit une vaste opacité avec tendance au sta-
phylome à l'œil gauche une opacité périphérique
beaucoup moins épaisse (1).

Chez les malades de Tavignot dont nous rapporte-
rons plus loin l'histoire, à une cornée droite opaque
dans presque toute son étendue correspondait une
opacité centrale très-limitée du côte gauche. Dans
l'observation suivante due au Dr Maclagan, la cornée
gauche était complètement opaque, tandis que la
droite ne l'était que dans ses 2/3 inférieurs (2).

OBSERVATION IX.

Opacités congénitales bilatérales. — Disparition graduelle.

« La femme d'un soldat accoucha à terme d'un
quatrième enfant que l'on apporta à l'auteur comme

(1) Medical Gazette, 11 décembre 1840, p. 432.
(2) Monthly Journ. of Med. Sc., 1845. Traduction in Arch. gén.
de méd., 1re série, t. XII, fév. 1847, p. 233-234.

Hubert.   5 aveugle-né. Quatorze heures après sa naissance, les yeux étaient dans l'état suivant : aucune trace d'inflammation ou d'écoulement puriforme ; la cornée gauche complètement opaque ; la cornée droite seulement opaque dans les deux tiers inférieurs. (Cette opacité se terminait en quelque sorte d'une manière insensible.) L'auteur supposa d'abord que la cause de l'opacité était dans l'humeur aqueuse ; mais en plaçant l'enfant sur le côté, il s'assura que l'opacité ne se déplaçait pas. Dès lors, il dut porter un pronostic défavorable, mais il fut agréablement détrompé. Quelques semaines après, le bord supérieur de l'opacité qui couvrait la cornée droite commença à s'amincir et à s'abaisser, de sorte qu'on apercevait une portion de la pupille que l'on ne pouvait voir qu'obliquement auparavant. Trois mois après sa naissance, on reconnut que l'opacité qui occupait la totalité de la cornée du côté gauche commençait à diminuer supérieurement et disparaissait par degrés. A cette époque, il était curieux de voir l'enfant portant son œil instinctivement en bas, lorsqu'on lui présentait quelque objet brillant, de manière de permettre à l'image de traverser la partie supérieure de la cornée. Au moment où le docteur Maclagan a perdu de vue cet enfant (au mois de mars, six mois après sa naissance) il n'y avait plus qu'une petite portion de la cornée du côté droit qui restât opaque, et la partie supérieure de la cornée gauche était assez transparente pour que l'enfant pût regarder directement devant lui ; tout faisait donc espérer que l'opacité disparaîtrait entièrement ou du moins jusqu'au point de n'apporter aucun obstacle à la vision. »

Que l'opacité soit unilatérale ou bilatérale elle peut occuper toute la cornée ou être limitée à une partie. Les opacités totales diffèrent de forme et de couleur suivant les cas. Tantôt elles sont de couleur crayeuse ou nacrée (Fronmüller); tantôt la cornée est d'une couleur bleu foncé uniforme; elle est miroitante (Ammon) et rappelle l'éclat du verre ou des métaux. Mais cette forme d'opacité totale n'est pas la plus fréquente. Nous avons vu dans les observations de Farar, de Crampton, etc., qu'elle était saillante et d'un blanc mat. Ce sont des cas de cette nature que l'on a quelquefois désignés sous le nom tout à fait impropre *d'absences congénitales* de la cornée.

Ces opacités se continuent avec la sclérotique. Les deux membranes communiquent de telle façon qu'il est impossible de distinguer leur séparation.

L'expression de Kieser (sclérophthalmos) est tout à fait juste.

L'œil bien conditionné est un sphéroïde. La sphère à laquelle appartient la cornée présente un rayon plus court que celle à laquelle appartient le reste du globe. Dans beaucoup de cas de sclérophthalmie, la cornée a conservé la courbure qu'elle avait pendant la vie fœtale, de sorte que l'œil représente une sphère parfaite.

D'autres fois l'opacité est entourée, comme encadrée par un cercle diaphane (obs. de Tavignot). C'est de là que rayonne le travail d'éclaircissement qui se fait après sa naissance et dont on peut suivre de jour en jour les progrès.

Les opacités partielles diffèrent par leur aspect, leur siége et leur marche, tantôt elles consistent, en une sorte de nuage bleuâtre, semi-transparent, tantôt elles se montrent sous forme, de taches blanchâtres, se développant dans les différentes couches de la cornée. Dans l'observation suivante, due à M. Wecker, les choses se sont passées de cette manière.

OBSERVATION X.

Une jeune demoiselle de dix-huit ans, de Venezuela, me fut amenée par son fiancé, docteur en médecine, qui avait aperçu un léger trouble dans les pupilles de cette personne.

En l'examinant à l'éclairage oblique, on voyait que les parties profondes de la cornée gauche étaient le siége d'une opacité particulière, composée de *nombreux petits* points arrondis, ou de petits cercles blanchâtres de 1[4 ou 1[2 millimètre d'étendue dont il est difficile de fixer le siége exact, soit dans la membrane de Descemet, soit dans les couches les plus profondes de la cornée. Toutes ces opacités se trouvaient vers le centre de cette membrane, et il n'y en avait aucune à la périphérie. L'œil droit en présentait beaucoup moins que l'autre. La jeune fille et sa mère m'affirmèrent qu'elle n'avait jamais eu aucune maladie oculaire, et j'étais d'autant plus disposé à le croire, que les yeux de la mère présentaient la même altération.

L'examen ophthalmoscopique ne fit rien décou-

vrir dans le fond de l'œil ; la réfraction et l'acuité
visuelle étaient normales.

Eu égard à leur siége, ces opacités peuvent être
centrales ou périphériques.

Les premières sont rarement limitées ; ce sont
plutôt de petites traînées blanchâtres qui s'entre-
croisent en se confondant dans l'épaisseur de la
cornée ; elles ressemblent, soit à la kératite ponc-
tuée, soit à la kératite parenchymateuse diffuse.

Entre l'opacité partielle bien limitée, soit au
centre, soit à la périphérie, on trouve divers degrés
de la même affection. Quelquefois la partie centrale
de la cornée seule est transparente ; elle forme en
quelque sorte une pupille superficielle, rarement
régulière, le plus souvent triangulaire, ou losangique.

Ces variétés d'opacité sont rarement observées
sur une cornée normale dans ses dimensions et dans
sa courbure. Tantôt cette membrane est très-grande
et comme hypertrophiée, tantôt elle est très-petite.

L'arc juvénile présente des caractères un peu mieux
tranchés, mais bien loin d'être constants. Quelques-
unes de ces opacités sont bleuâtres, perlées, com-
parables au gérontoxon, ce qui leur a valu le nom
d'embryotoxon.

D'autres sont d'un blanc laiteux et mat, qui ne
diffère pas de celui de la sclérotique. On ne reconnaît l'existence de l'anomalie que par l'irrégu-
larité de la ligne cornéo-scléroticale. Cette limite
est dentelée, irrégulière. Tantôt l'arc fœtal est uni-
latéral ; mais, le plus souvent, il est bilatéral,

comme l'a fait remarquer Cornaz. Beaucoup de personnes qui portent des arcs fœtaux ne se sont aperçues que tardivement de leur existence. D'autres fois, l'opacité périphérique est simplement représentée par une petite tache blanchâtre peu visible, mais ordinairement triangulaire ou losangique. Cette tache coïncide souvent avec un coloboma de l'iris ou de la choroïde.

On a vu deux arcs fœtaux sur un même œil, l'un interne, l'autre externe. Entre l'interne et l'externe on trouvait un cercle d'une transparence parfaite.

Quand l'embryotoxon est partiel, il occupe plutôt les bords supérieurs ou inférieurs des cornées que les bords latéraux. Dans les cas où cette anomalie se présente aux deux yeux, elle peut offrir la même dissymétrie que les opacités totales ; un arc juvénile circulaire d'un côté, fait le pendant d'un arc ouvert plus ou moins étendu. « J'ai vu dernièrement, dit Wilde, un jeune gentleman de l'Ile-de-Man, chez lequel on trouvait dans un œil une opacité entourant complètement la cornée, dans l'autre une opacité interrompue. »

En résumé, les opacités isolées de la cornée sont donc totales ou partielles, centrales ou périphériques, monolatérales ou bilatérales, mais, dans certains cas, toutes ces circonstances se trouvent réunies chez un même malade, une opacité partielle peut être en même temps centrale et périphérique, légère ou épaisse. Dans les cas d'opacités bilatérales, il est rare que les deux yeux soient atteints au même degré.

§ II

OPACITÉS CONGÉNITALES ACCOMPAGNÉES D'AUTRES TROUBLES DE DÉVELOPPEMENT.

Nous diviserons ainsi les anomalies qui peuvent se rencontrer en même temps que celle de la cornée.

Trouble de développement portant sur			
une partie du corps autre que l'appareil de la vision.			
l'appareil de la vision.	Annexes du globe de l'œil.		Paupières. Conjonctive. Muscles.
	Globe de l'œil lui-même.	Dans sa totalité.	
		Dans une de ses parties.	Iris. Chor. Cristallin et capsule cristall. Rétine. Nerf optiq.

a. — TROUBLES PORTANT SUR UNE PARTIE DU CORPS AUTRE QUE L'APPAREIL DE LA VISION.

Nous avons dit un mot dans le chapitre XXX d'un monstre décrit par Ullersperger.

Nous pourrions trouver beaucoup de cas analogues, mais pour cela il nous faudrait sortir de notre sujet, et faire une excursion beaucoup trop longue dans le domaine de la tératologie. Nous nous contenterons donc du fait déjà mentionné.

Ces complications, telles que bec-de-lièvre, pied-bot n'impriment aucune modification spéciale aux symptômes et à la marche des opacités congénitales de la cornée. Elles doivent être mentionnées

— 64 —

ici, car elles font encore mieux ressortir l'influence
étiologique des troubles de développement.

b. — TROUBLES PORTANT SUR LES ANNEXES DU GLOBE DE L'ŒIL.

1° *Paupières.* — Nous avons vu que Himly avait
décrit en même temps qu'une tache de la cornée
un ankyloblépharon congénital. Le globe de l'œil
soudé à la paupière supérieure par une bride formée pendant la vie fœtale en suivait tous les mouvements. Cette anomalie disparut en même temps
que la tache.

Dans d'autres cas, on a vu les paupières rudi-
mentaires recouvrir avec peine le globe de l'œil.
(Ammon) Quelquefois au contraire, ces voiles membraneux, paraissent plus longs qu'à l'état normal.
Ils recouvrent complètement le globe de l'œil.
Cette hypertrophie palpébrale n'est pas réelle, elle
résulte d'une anomalie de développement.

Les deux paupières séparées d'abord verticale-
ment sur la ligne médiane, se réunissent, et en dernier lieu se partagent horizontalement. De manière
à constituer la fente palpébrale. C'est le trouble de
cette dernière période qui produit l'anomalie que
nous venons de signaler. On a affaire à un véritable blépharophimosis.

2o *Conjonctive.* — A part les anomalies dans le
développement des paupières que nous venons de
citer, nous n'avons pas trouvé comme vices de conformation particulier à la conjonctive que les
kystes dermoïdes et les plaques de xérosis.

Les kystes dermoïdes, comme presque toutes les tumeurs de la conjonctive, ont pour siége de prédilection la limite cornéo-scléroticale.

Ils sont entourés, comme nous l'avons dit, d'une zone nébuleuse qui empiète sur les limites de la cornée.

Les plaques conjonctivales de xérosis ne diffèrent pas de celles de la cornée. L'observation, citée page 46, en donne une description suffisante.

3° *Muscles de l'œil.* — Lorsque les opacités ont succédé à une phlegmasie oculaire suraiguë semblable à celles que développe la variole chez le fœtus; lorsque le globe de l'œil, emporté en grande partie par la suppuration, ne se présente plus au moment de la naissance que comme un moignon presque informe, les muscles n'ont ni leur étendue ni leur tonicité normales, la cavité orbitaire elle-même accomplit mal la dernière période de son développement (période extra-utérine), et il existe un degré d'atrophie notable de ce côté, comme l'a si bien noté M. Panas.

Mais s'il s'agit de taches par anomalie de développement, les muscles sont beaucoup moins altérés ; cependant il n'est pas rare de voir leur fonctionnement modifié. Tavignot a noté, dans des cas analogues, du strabisme interne, Ammon du strabisme externe.

Ces insuffisances musculaires congénitales résultent d'un arrêt de développement des muscles, arrêt comparable à celui que l'on trouve quelquefois dans l'hypermétropie. Ce dernier n'est lui-même qu'une des conséquences d'un même trouble.

c. — Troubles portant sur le globe de l'œil lui-même.

1° *Globe de l'œil dans sa totalité.* — Tous ces troubles consistent en changements portant, soit sur le
siége, soit sur la forme, le volume ou la consistance.
On voit assez souvent un peu d'exophthalmie qu'il
faut bien se garder de confondre avec une augmentation de volume de la cornée. Quant aux
changements de formes, ils nous sont déjà connus
par ce que nous avons dit à propos des modifications
que subit, dans sa courbure, la cornée trouble.

Il est rare que le volume des yeux soit normal.
La microphthalmie est extrêmement fréquente.
Ammon fait, de cette condition, l'origine ou la cause
du trouble cornéen. Il semble même croire que les
opacités périphériques se produisent toujours dans
ces cas. Les opacités partielles s'observent ordinairement dans les *microphthalmies*, elles occupent rarement le centre, mais le plus souvent la périphérie
à l'union de la cornée et de la sclérotique. Ainsi la
la microphthalmie, la production d'opacités partielles, la disposition périphérique de ces opacités
formeraient un faisceau de circonstances qu'il serait
impossible de rompre. Quand l'une des trois se présente, les deux autres la suivraient nécessairement.

Nous serions d'autant plus disposé à adopter ces
vues, qu'elles se trouvent mieux en rapport avec
celles que nous émettions un peu plus haut au sujet
du mécanisme de l'arc fœtal. Malheureusement
nous avons trouvé une observation de M. Tavignot
dans laquelle les choses ce sont passées d'une manière tout à fait différente ; il y avait une opacité

totale sur un œil, et sur l'autre une opacité *partielle centrale*, et, dans ce cas, il n'existait aucun degré de microphthalmie.

OBSERVATION XI.

Opacité congénitale de la cornée, coïncidant avec un arrêt du développement de l'iris (1).

Le 15 juin dernier, un enfant de 18 mois me fut amené de Nouzard (Oise) pour une affection des deux yeux, dont voici les caractères principaux :

Les globes oculaires ont leur volume normal; leur forme est plus *sphérique* que d'habitude ; ils sont tous deux assez sensiblement déviés en dedans; il existe, en même temps, une sorte de balancement des deux yeux, connu sous le nom de nystagme. Les cornées ne sont guère plus saillantes qu'à l'état normal ; leur grandeur, leur forme n'offrent rien de particulier.

A gauche, la cornée est opaque dans toute son étendue, excepté *à sa circonférence*, où il existe une sorte de zone circulaire transparente, d'une largeur de 2 à 3 millimètres.

A droite, l'opacité est limitée à la partie centrale de la cornée et n'occupe guère plus que le tiers de l'étendue de cette membrane; le reste de la cornée est parfaitement diaphane, si ce n'est toutefois vers le côté nasal de l'œil où se rencontre au point de jonction de la sclérotique une bandelette opaline ayant la forme d'un croissant dont un angle re-

---

(1) Note communiquée à l'Académie royale des sciences de Paris, le 12 juillet 1847.

garde en haut et l'autre en bas, et qui ressemble au gérontoxon.

Il n'existe aucune trace de vaisseaux soit sur les cornées, soit dans l'épaisseur de leur tissu : l'opacité est *uniforme* et n'est pas plus prononcée dans un point que dans un autre; elle va cependant en diminuant du centre à la circonférence.

Les paupières sont à l'état normal; la muqueuse palpébrale n'est même pas injectée, et il n'existe aucun signe indiquant l'existence antérieure d'une ophthalmie purulente.

A travers les portions tranparentes des cornées et spécialement du côté droit, on aperçoit le fond noir de l'œil : les iris manquent presque complètement; ils ne sont représentés que par une bandelette grisâtre qui se montre au niveau du cercle ciliaire, avec lequel elle paraît confondue. La lumière ne provoque pas la contraction de la pupille, démesurément agrandie. La vision existe évidemment des deux côtés : l'enfant regarde et prend les objets qu'on lui présente, etc., mais une trop vive lumière le fatigue, détermine la photophobie et, chose assez bizarre, provoque des éternuments.

Les parents et la nourrice de l'enfant reconnaissent que cette affection remonte à la naissance, et ils affirment également que celui-ci n'a jamais présenté aucun symptôme d'ophthalmie. »

Il est vrai que, si le globe de l'œil avait son volume normal, son développement ne laissait pas que d'être imparfait, puisque l'iris était, comme la cornée, mal développé. Malgré cela, la loi d'Ammon n'est pas absolue, et il n'y a pas de rapport nécessaire entre la microphthalmie et les taches congénitales.

Dans d'autres cas, c'est une augmentation, au lieu d'une diminution de volume, que subit le globe de l'œil.

On l'appelle tour à tour mégalophthalmie, buphalmie, etc. Elle est beaucoup plus grave que la microphthalmie, et, lorsqu'on la rencontre, on peut être certain que l'œil a subi, pendant son évolution, autre chose qu'un arrêt ou un retard. Le plus souvent, il y a eu, à un moment donné et sous l'influence de causes qui nous échappent, une augmentation brusque ou graduelle de la pression intra-oculaire. C'est pour cela que l'on trouve souvent de l'hydrophthalmie.

Le petit malade du professeur Sogliano était précisément dans ce cas; il est plus que probable que l'énorme distension de l'œil par les liquides intra-oculaires avait produit cette transformation kystique qu'il a décrite.

Dans d'autres cas, on trouve des décollements rétiniens, des atrophies de la papille. Toutes ces affections constituent une cause de cécité absolue et incurable.

De nombreuses observations mentionnent la mégalophthalmie et sa gravité dans le cas de taches congénitales de la cornée.

Wilde en rapporte un cas dans lequel la cécité était absolue. La consistance de l'œil est souvent modifiée. Crampton parle d'un ramollissement de l'œil *in toto*, perceptible au toucher et accompagnant une opacité très-légère.

Le plus habituellement, au contraire, la tension
est plus grande qu'à l'état normal et détermine
bientôt des désordres irréparables. La pression,
bien qu'elle exerce également ses effets dans
toutes les directions, agit plus souvent sur la cornée altérée dans son épaisseur et dans sa structure. Elle prend une forme conique ou sphéroï-
dale. Le kératocone et le kératoglobe doivent donc
être mis au nombre des complications des taches
congénitales.

A côté de ces difformités, on a noté un certain
nombre de symptômes fonctionnels, le strabisme interne ou externe. Le nystagmus est la plus constante; il existait chez le malade de Tavignot. Cornaz, Ammon, Fronmüller, ont signalé la fréquence
de ce symptôme qui, du reste, existe très-souvent
dans les autres arrêts de développement de l'œil.

Les autres symptômes fonctionnels sont assez
mal connus. Malgré le soin avec lequel des observateurs très-consciencieux se sont efforcés de les
rechercher, on n'a, jusqu'aujourd'hui, que des
données peu rigoureuses. Cela tient surtout aux difficultés que présente la recherche des symptômes
subjectifs chez les nouveau-nés et à l'imperfection
des connaissances ophthalmologiques à l'époque où
l'on a recueilli les premières observations. L'appré-
ciation du degré de courbure de la cornée à l'aide
de l'éclairage oblique n'a été que très-peu employée,
et inutile d'ajouter que l'on a encore moins songé à
recourir aux instruments qui permettent d'éva-
luer mathématiquement cette courbure.

Ceux-là mêmes qui ont examiné le plus soigneusement l'œil au point de vue fonctionnel n'ont fourni que des renseignements peu satisfaisants. Tavignot, par exemple, qui regarde comme évidente l'existence de la vision chez son malade, ne nous donne comme preuve de son assertion que la direction des regards de l'enfant quand on lui présente un objet très-éclairé : la photophobie et les éternuments que peuvent déterminer chez lui une impression lumineuse trop vive. Dans toute autre circonstance, il serait difficile de se contenter d'un pareil examen.

On doit se rappeler, en effet, que d'un côté l'enfant n'avait qu'une opacité partielle; que, d'ailleurs, au moment où Tavignot le vit pour la première fois, il avait atteint son dix-huitième mois. La tache était en pleine voie de disparition, et du côté où elle était le plus épaisse, elle était encore entourée d'un cercle transparent.

La photophobie et les éternuments sont deux symptômes très-significatifs à coup sûr, mais ils nous paraissent insuffisants pour démontrer d'une façon péremptoire l'intégrité absolue des parties sensibles de l'œil.

Les observations d'Ammon, de Steffen, de Maclagan, de Beer, ne peuvent nous fournir aucun renseignement nouveau.

Nous ne voyons guère que celle de M. Wecker qui soit plus explicite. Chez la malade affectée de taches congénitales, dont nous avons rapporté l'histoire d'après son observation, la réfraction et l'acuité visuelle étaient normales.

Malgré la difficulté que présente l'examen fonctionnel des malades dont l'intelligence n'est pas encore développée, et dont la volonté ne se manifeste que par l'indocilité instinctive qui caractérise les jeunes enfants, on eût peut-être pu par des examens ophthalmologiques soigneusement faits et souvent répétés, acquérir des notions un peu plus précises que celles que nous avons actuellement.

Nous ne pouvons, à notre grand regret, faire autre chose que signaler ce *desideratum*. Pourtant, si l'on se rappelle ce qui se passe chez les adultes atteints de taches kératiques accidentelles, il est, possible de se faire une idée tout au moins rationnelle de l'état de la réfraction et de la vision chez l'enfant affecté de taches congénitales.

Chez un enfant que nous avons eu l'occasion d'observer nous-même, nous avons pu constater à l'ophthalmoscope (examen à l'image droite), du côté droit, où l'on trouvait une légère opacité centrale, un assez haut degré l'hypermétropie compliquée d'un astigmatisme irrégulier. Voici le fait :

OBSERVATION XII.

Opacités congénitales bilatérales. — Astigmatisme.

Nous avons eu l'occasion de voir un enfant âgé de 20 jours, qui présentait des opacités aux deux cornées.

Les cils, les sourcils et les ongles étaient beaucoup moins développés qu'ils ne le sont d'ordinaire au moment de la naissance.

L'enfant, venu avant terme, était chétif, malingre, et ne pesait que 4 livres. Les paupières étaient

normalement configurées ; cependant la fente palpébrale du côté gauche était un peu moins large
que celle du côté droit.

La conjonctive ne présentait aucune trace d'inflammation ancienne ou récente.

Le volume et la consistance de l'œil droit n'of-
fraient rien à noter.

L'œil gauche, un peu moins volumineux, était
aussi légèrement dévié en dedans, mais ce strabisme
interne était très-peu accusé.

Une opacité leucomateuse occupait toute l'étendue
de la cornée, excepté à la partie externe, où existait un espace transparent qui permettait d'apercevoir l'iris.

L'opacité se continuait directement avec la sclérotique, dont elle ne différait que fort peu par la
courbure de la cornée, qui semblait aplatie et, plus
large qu'à l'état normal.

Du côté droit, n'existent que des taches très-légères et peu étendues, se dessinant comme des
nuages à demi-transparents, au niveau du centre
de la cornée.

Malgré la diffusion résultant de la translucidité
de ces taches, il est possible d'examiner le fond de
l'œil.

Nous pûmes constater que les parties profondes
étaient normales, qu'il n'y avait pas d'opacité du
cristallin, pas de trouble du corps vitré, pas de lé-
sion de la papille ni du nerf optique, pas de coloboma de la choroïde, aucune des complications si
fréquemment signalées dans les opacités de la
cornée.

Nous avons trouvé un degré assez marqué d'hypermétropie, en même temps qu'un astigmatisme très-irrégulier. Ces troubles de réfraction se traduisaient par leurs signes ophthalmoscopiques habituels.

La perception lumineuse était conservée dans les deux yeux. En effet, la lumière d'une lampe, concentrée à l'aide d'une lentille sur la cornée droite nuageuse, détermine une contraction vive de l'iris normalement constitué ; en même temps, l'enfant détourne la tête et ferme les paupières.

La même opération, pratiquée sur l'œil gauche, où siége l'opacité leucomateuse, déterminait des contractions réflexes de la pupille du côté opposé, celle du côté correspondant se trouve masquée par l'opacité.

L'enfant a été revu trois mois plus tard. La tache leucomateuse, qui occupait presque toute l'étendue de la cornée gauche, n'existe plus que dans les deux tiers inférieurs.

Les taches beaucoup plus légères qui existaient à droite ont disparu complètement.

La transparence parfaite de cette cornée nous permet de constater plus facilement les anomalies de réfraction déjà signalées. »

L'astigmatisme, la myopie ou l'hypermétropie doivent se présenter suivant que l'œil est aplati, atteint de kératocone ou de kérato-globe. Une vaste opacité leucomateuse, avec tendance au staphylôme, ne permet qu'une vision très-imparfaite.

Cependant, il ne faudrait pas pousser trop loin les choses, et résumer dans une formule mathématique l'état de la réfraction dans ces cas.

On serait tenté de dire *à priori* que toute opacité congénitale compliquée de microphthalmie et d'une diminution de l'axe antéro-postérieur de l'œil, produit une forte hypermétropie. La chose est possible, probable si l'on veut, mais elle n'est nullement démontrée.

2° *Iris*. Il manque complètement ou partiellement. On a noté plusieurs fois une aniridie complète (Cornaz). Chez d'autres individus, le diaphragme irien est réduit à une simple bandelette grisâtre étendue en avant des corps ciliaires (observation de Tavignot). D'autres fois, c'est un simple coloboma siégeant soit dans la partie inférieure, soit dans la partie supérieure de l'iris. La pupille, on le comprend, ne peut conserver sa forme naturelle; tantôt elle offre l'aspect d'une simple fente longitudinale en continuité avec le coloboma, tantôt elle est triangulaire, à bords dentelés, ou même elle présente une forme trop irrégulière pour qu'on puisse la comparer à celle d'aucune figure de géométrie.

3° *Cristallin et sa capsule*. La lentille peut subir des changements dans son siége et dans sa forme. Elle peut être complètement luxée dans la chambre antérieure. Dans ces cas, le cristallin s'altère rapidement, se liquéfie et se résorbe. D'autres fois, la luxation n'est qu'apparente; il est simplement proéminent, et, à mesure que l'opacité de la tache se résorbe, il tend à reprendre sa position naturelle. Steffen a parfaitement décrit le mécanisme de ces déplacements lents accompagnés d'adhérences tardives de la capsule à la cornée. Les cataractes pyramidales et capsulaires antérieures, ainsi que les cataractes stratifiées, s'observent fréquemment.

3° La *choroïde* et la *rétine* sont ordinairement normales dans les opacités pures et simples. Quand on a noté l'absence de ces membranes, il y avait en même temps mégalophthalmie ou de l'hydrophthalmie. Le coloboma choroïdien se voit aussi quelquefois, surtout quand il existe une solution de continuité de l'iris.

4° *Nerf optique*. Nous avons déjà signalé son atrophie ainsi que le décollement de la rétine, à la suite de taches congénitales accompagnées d'hydrophthalmie. Il existe, dans certains cas, une autre anomalie du même nerf à laquelle on ne peut appliquer le nom d'atrophie, puisque le nerf fait complètement défaut. Chez un malade dont la cornée était opaque de naissance, Allan Burns vit, à l'autopsie, que la portion périphérique d'un des nerfs optiques, la moitié du chiasma et la bandelette optique du côté opposé faisaient absolument défaut. Chez le petit malade de Sogliano, la rétine seule était absente.

CHAPITRE V.

ANATOMIE PATHOLOGIQUE.

Nous ne reviendrons pas plus longuement sur les caractères macroscopiques des opacités congénitales. Nous avons eu l'occasion de les décrire déjà en faisant la symptomatologie de la maladie. Il suffit de rappeler ici que le plus souvent elles sont superficielles, surtout lorsqu'il s'agit d'opacités complètes ou presque complètes. Dans certaines observations, on a signalé une disposition interstitielle ou même profonde.

Cette dernière se rencontrait plus spécialement dans les cas d'Ammon, de Wecker, etc.; la première était évidente chez le malade de Lawrence.

Pour que ce chapitre fût complet, il faudrait ajouter à ces examens par trop succincts une description microscopique sérieuse et détaillée. Pour cela, les matériaux nous manquent. Les rares autopsies qui ont été faites ne contiennent point de détails suffisants. Nous ferons exception toutefois pour une observation de Stellvag von Carion (1). Il examina avec soin une cornée affectée d'embriotaxon, et voici le résultat de ses investigations.

« L'epithélium de la cornée était formé de cellules polyédriques de forme habituelle, contenant

(1) Zeitschrift der K. K. Gesellschaft der Aerzte zur Wien, 1854, l. I.

de fines granulations formant çà et là des noyaux troubles dans leur aspect. Au-dessous de cette couche celluleuse, on trouvait vers le limbe conjonctival un substratum sans structure, tout à fait semblable par son aspect à l'albumine cuite, au-dessous duquel passaient des fibres appartenant à la sclérotique et à la cornée. Le milieu de la cornée ne présentait pas des traces de la maladie. »

Nous avons eu à différentes fois l'occasion d'examiner la cornée de jeunes chats au moment de la naissance, et la membrane présentait sensiblement les caractères que Stelvag von Carion a décrits pour l'arc fœtal. Nous nous proposons de publier ultérieurement le résultat des recherches que nous avons faites dans ce sens.

CHAPITRE VI.

DIAGNOSTIC.

Avant de formuler les principes du diagnostic différentiel, nous devons faire remarquer que ces difficultés varient : 1° suivant l'époque de la vie à laquelle on examine les malades; 2° qu'il est indispensable, lorsque l'opacité est reconnue, d'en déterminer la nature. Supposons, pour simplifier l'exposition, que le médecin examine l'enfant de très-bonne heure pendant le premier mois de la vie; il n'existe alors ni larmoiement, ni chémosis, ni hyperémie conjonctivale; en un mot, l'inflammation n'est point en cause. On ne pourrait guère confondre avec la maladie en question qu'une persistance de la membrane pupillaire, un trouble de l'humeur aqueuse, une cataracte capsulaire ou lenticulaire.

La persistance de la membrane pupillaire est facile à distinguer à l'œil nu, en examinant la cornée de profil. Il n'y aurait de difficulté que dans le cas où la chambre antérieure, notablement rétrécie, serait occupée à son centre par une synéchie, une adhérence de la cristalloïde antérieure à la cornée, ou par le cristallin luxé; mais nous savons, depuis les observations de Steffen, qu'une telle circonstance se présente rarement, sans que la cornée soit atteinte d'opacité. De plus, l'éclairage oblique avec la lentille ne peut guère laisser place à l'erreur. Lorsqu'il est bien pratiqué, il fournit des renseignements d'une très-grande exactitude sur l'état physique de tout le segment antérieur du globe.

Nous pouvons faire la même observation à propos des troubles de l'humeur aqueuse. Maclagan, n'ayant pas appelé à son aide l'éclairage latéral, avait pu y croire un instant. Pour rectifier son premier diagnostic, il lui suffit de placer l'enfant dans diverses positions.

Le diagnostic des cataractes congénitales, qu'elles soient pyramidales, capsulaires, capsulo-lenticulaires, se fait d'après les mêmes principes. On pourrait trouver, dans un cas seulement de sérieuses difficultés, si la cataracte était voilée par une opacité totale épaisse et sans zone transparente. La complication capsulaire ou cristallinienne ne serait reconnue que plus tard, lorsque la résorption de la tache étant déjà assez avancée, on pourrait constater l'état de la chambre antérieure et de l'iris. Nous savons que cette combinaison de troubles congénitaux de la cornée et du cristallin se rencontre assez souvent.

Si nous prenons la malade à une époque plus avancée de la vie, nous n'aurons plus guère affaire qu'à une variété d'opacité, à l'arc fœtal.

On ne doit pas le prendre pour un arc sénile apparu prématurément, comme cela s'observe à la suite de certaines inflammations. Il ne faut accorder qu'une confiance restreinte aux renseignements fournis par les personnes qui en sont affectées. Le diagnostic est cependant possible.

Le gérontoxon diffère de l'arc fœtal, dit Cornaz, en ce que le cercle qu'on voit chez les vieillards est séparé de la sclérotique par un léger cercle de tissu normal, ayant ordinairement la même teinte que la cornée, mais cependant beaucoup plus clair que cette dernière ; ce qui tient probablement à ce que ce cercle n'est pas assez transparent pour que l'iris en modifie la couleur ; l'arc sénile est aussi beaucoup mieux tranché que l'arc fœtal. Ce dernier est souvent plus épais en haut et en bas que sur les côtés, où il peut même se perdre et former ainsi deux demi-lunes ; d'autres fois aussi, on a un *simple croissant*, comme *Mohrenheim* l'a observé dans un cas qui, d'après lui, était très-semblable au gérotoxon ; d'Ammon a observé un cas (A., pl. 7, fig. 14), où il y avait au bord de la cornée un croissant, puis à peu de distance de lui, mais totalement dans la cornée, un second cercle complet, ce qui rappelle le double cercle sénile qu'on observe quelquefois. » Wilde, Steffen, Manz, etc., ont donné les mêmes caractères différentiels des arcs séniles et fœtaux.

Il est donc toujours possible, lorsque l'œil ne présente poit de poussées inflammatoires, de reconnaître une tache congénitale simple.

Dans les premiers jours de la vie, il n'est guère plus difficile de reconnaître l'existence d'une phlegmasie oculaire.

CHAPITRE VII.

PRONOSTIC. — TRAITEMENT.

Nous pourrions résumer ce chapitre en quelques mots et dire que presque toujours l'opacité isolée, due à un trouble de développement, disparaît peu à peu et permet le rétablissement complet de la vision.

Les auteurs ont fait cette même remarque, après avoir observé des opacités différant complètement par leur siége, leur épaisseur et leur étendue.

La disparition ne se fait pas toujours avec la même rapidité. Tantôt la transparence de la cornée est parfaite au bout de quelques mois; tantôt il faut plusieurs années, deux ou quatre ans, pour que cette membrane reprenne ses caractères normaux.

L'arc fœtal disparaît quelquefois en partie, mais en règle générale il persiste toute la vie.

Ce pronostic diffère donc beaucoup, comme on le voit, du pronostic des opacités chez l'adulte; aussi n'est-ce point sans un étonnement profond que presque tous les observateurs les ont vues disparaître lorsqu'ils avaient presque affirmé à la famille des enfants atteints de ces taches cornéennes, que ceux-ci n'y verraient probablement jamais.

Les opacités d'origine inflammatoire ont presque la même gravité que celles qui succèdent aux kératites survenues aux autres époques de la vie. Cependant elles disparaissent plus facilement.

Mais si la phlegmasie a, comme dans l'observation de M. Panas, une très-grande intensité, et si la cornée a été emportée par la suppuration, l'œil est perdu complètement.

Le pronostic des opacités accompagnées d'autres désordres du globe de l'œil n'est pas toujours le même.

Certaines cataractes congénitales se résorberont au moins en partie.

D'autres complications sont beaucoup plus graves et ne permettent jamais le rétablissement de la vision; l'hydrophthalmie, par exemple, est une cause de cécité congénitale, le plus souvent absolue et incurable.

Nous serons obligé d'être plus succinct encore pour le traitement; si l'opacité est isolée, elle disparaît seule; si elle est accompagnée d'une complication grave, elle est hors de notre atteinte.

TABLE DES MATIERES

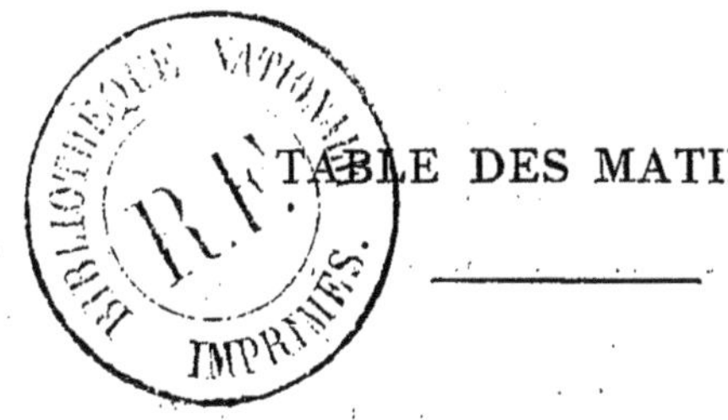

Paris. — A. PARENT, imprimeur de la Faculté de Médecine, rue M.-le-Prince, 29-31.